名家谈健康

《大众医学》杂志 70 年精华丛书

# 你的健康你做主

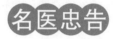

值得珍藏的 100 个

名医忠告

《大众医学》编辑部
汇编

上海科学技术出版社

图书在版编目（CIP）数据

你的健康你做主：值得珍藏的 100 个名医忠告 /《大众医学》编辑

部汇编 . — 上海：上海科学技术出版社，2018.9

（名家谈健康）

ISBN 978-7-5478-4058-0

Ⅰ.①你… Ⅱ.①大… Ⅲ.①健康教育 Ⅳ.① R193

中国版本图书馆 CIP 数据核字（2018）第 135542 号

**你的健康你做主**

值得珍藏的 100 个名医忠告

《大众医学》编辑部 汇编

上海世纪出版（集团）有限公司

上海 科 学 技 术 出 版 社 出版、发行

（上海钦州南路 71 号 邮政编码 200235 www.sstp.cn）

上海盛通时代印刷有限公司

开本 787×1092 1/16 印张 16.5

字数：120 千字

2018 年 9 月第 1 版 2018 年 9 月第 1 次印刷

ISBN 978-7-5478-4058-0/R·1644

定价：38.00 元

# 序

2016 年 8 月，习近平总书记在全国卫生与健康大会上提出：没有全民健康，就没有全面小康，要把人民健康放在优先发展的战略地位。党的十九大报告也明确提出实施健康中国战略，为人民群众提供全方位、全周期的健康服务。要实现全民健康的宏伟目标，除了积极构建完善的医疗保障体系、提高医疗技术水平以外，必须大力推动医学科普工作，通过多种形式普及医学科学知识，提高人民群众的健康素养，促使其主动争取健康，做到未病先防、有病早治。

1948 年，裘法祖教授、过晋源教授等在上海创办了我国第一本医学科普杂志——《大众医学》。作为医学保健知识的传播媒介，《大众医学》在兼顾趣味性、通俗性、实用性的同时，始终牢牢把握"让医学归于大众"这个前提，坚持约请学有专长、拥有第一手资料的专业人员撰稿。许多医学界的老前辈、知名三甲医院的学科带头人都曾多次为杂志撰稿，宣传和普及最新医学科学知识。

在创刊 70 周年之际，《大众医学》编辑部从多年来积累的大量医学科普资源中，筛选出一批集权威性、科学性、通俗性、实用性于一体的优质科普文章，汇编成"名家谈健康"系列丛书。丛书涉及健康理念、常见慢性病防治、中医养生、女性保健等多个领域，汇集了数百位名医名家的优秀作品，通俗易懂、科学实用，是一套十分适合广大人民群众反复阅读、认真学习的医学科普参考书。

《大众医学》顾问委员会主任委员、中国科学院院士

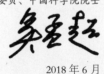

2018 年 6 月

很多人不懂得健康的重要意义，也不知道健康的真正含义；很多人不知道疾病是怎么得的，更不知道如何远离它们；很多人在求医问药过程中走上弯路，导致疾病最终不能得到合理诊治；很多人不知道如何与医生打交道、如何有效沟通……

毫无疑问，健康是一个人最重要的财富和资源。如何才能呵护、管理好健康呢？这是一件涉及方方面面的事，需要个人从多方面进行努力。为此，《大众医学》杂志特别编撰了这本《值得珍藏的100个名医忠告》。相信很多读者一直有着关于健康的种种疑问，但读完本书后，你会感到豁然开朗。

本书汇集了《大众医学》杂志十余年来100位名医名家的文章。通过这100篇文章，名医大家用浅显易懂的语言告诉人们：健康的真正含义是什么，应该如何维护健康，怎么防止得病，如何防癌抗癌，怎么求医问药，如何看待医患关系，等等。

值得一提的是，本书每一篇章均以两院（中国科学院、中国工程院）院士的好文开篇，近20位院士结合他们长期的医学实践和深厚的医学功底，畅谈对健康和医疗中各类问题的看法，值得深入研读和仔细品味。

除了希望维护健康、远离疾病的普通人之外，本书也非常适合有志于医学事业的医学从业人员、医学生阅读。

《大众医学》编辑部

2018年6月

# 目 录

## 疾病防治篇 / 083

## ■ 防癌抗癌篇 / 151

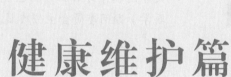

# 健康维护篇

# 把握健康——最重要的是你自己

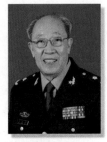

> 吴孟超 > 中国科学院院士，我国肝胆外科主要创始人之一，2005 年度国家最高科学技术奖获得者。现为海军军医大学附属东方肝胆外科医院院长，《大众医学》顾问委员会主任委员。

在增进健康的努力中，有很多人把全部希望寄托于医生、药物和医疗设施上。实际上，真正的主宰是自己。对于健康，有些因素我们无法改变，但至少有 60% 是可以调控的。

很多人对年过八旬的我还能上手术台为病人开刀感到惊讶，但我的身体状况完全能够承受。我的健康离不开下面五点。

一是脑要常用：老年人不仅要运动身体，还要运动脑子。人的大脑就像人的肌肉，也是用进废退的。老年人应该克服懒动脑筋的惰性，而强制自己用脑子。任何用脑的活动，包括下棋、阅读、使用计算机或学一门外语，都对大脑有益。

二是手脚常动：根据自己的体力安排适当的运动，特别注意常活动肩关节、腰和腿，多走路，上下楼尽量不坐电梯。建议大家傍晚锻炼，饭后45分钟再运动，老年人的运动散步要达20分钟以上。

三是心态平衡：中医认为，七情（喜、怒、忧、思、悲、恐、惊）太过都可以致病，如怒伤肝、过喜伤心、忧思伤脾等。发生什么事情不重要，重要的是你的想法。小平同志就说过一句话：遇事要"忍耐"。忍一时风平浪静，退一步海阔天空。忍耐不是目的，是策略。要保持良好的心态，凡事要向积极的一面着想。积极乐观可以产生抗体，增加免疫力。

四是控制嘴巴：要讲究合理科学的饮食，样样东西都吃一点，但不偏食、不多吃、睡前不吃。日常生活中，有很多非常好吃、但营养成分很少或营养成分不均衡的食物，它们被世界卫生组织定为垃圾食品，包括油炸类、烧烤类、肉类加工食品、腌渍类、果脯类、方便面类、碳酸饮料、油炸饼干、糖果类，人们应该少吃，最好不吃。

五是重视体检：即使是健康的人群，也应该每半年或者一年进行一次体检，以便及时了解自己的身体状况，尽早破获疾病的早期信号，防患于未然。早期发现及时治疗，会起到事半功倍的效果。

健康是一切的保障。幸福的基础是健康的身体。而忽略健康的人，就等于在与自己的生命开玩笑。

半个多世纪前，裘法祖教授等从海外归来的医学工作者，把向大众宣传医学科普知识为己任，在上海创办了我国第一本医学科普杂志——《大众医学》。学习医学科普知识，并在生活中加以实践，是拥有健康的重要保障。

掌握健康主动权的，就是你自己！

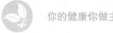
# 2

# 健康素养靠培养

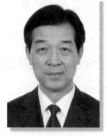

> 王陇德 > 中国工程院院士，中华预防医学会会长，国家卫生健康委员会脑卒中防治工程委员会副主任。

王陇德

前不久，我听说这样一件事，非常引人深思。一个年仅 8 岁的孩子得了骨质疏松症。医生仔细询问了他的生活习惯，结果发现，孩子平时只喝可乐不喝水。当医生告诉家长过量喝碳酸饮料是导致孩子骨质疏松的原因时，孩子母亲非常后悔。她说，现在生活水平提高了，孩子想吃什么、想喝什么家长都会满足，从来没有想过会对孩子的健康造成损害……

这件事的确值得思考，因为它反映了这位宠爱孩子的母亲健康素养欠缺的问题。本来，她以为这么做是"优待孩子"，但结果反而影响了孩子的健康成长。现实生活中，这样健康素养"不够高"的人很多。

健康素养，顾名思义，是指一个人在健康方面的素养，包括健康知识、健康理念、健康行为和健康技能等几个方面。根据世界卫生组织的总结，生活方式与行为对健康和寿命的影响占 60%，环境因素占 17%，遗传因素占 15%，医疗条件的改善只占 8%。由于健康素养往往会决定一个人的生活方式与行为，所以它是保障健康最基本的要素。

最新调查显示，我国居民健康素养水平逐年提高，但整体水平仍偏低。2015 年，中国居民健康素养水平为 10.25%，即每 100 个 15~69 岁的人中，有 10.25 人具备了基本的健康素养，了解基本健康知识和理念、掌握健康生活方式和行为内容、具备基本的健康技能。据此估计，全国 15~69 岁的人群中，具备基本健康素养的人数大约只有 1 亿人。

健康素养的提高需要长期的积累和培养。首先我们要认识到，自己是本人健康的第一责任人，在日常生活中，要主动学习健康的理念、知识、技能。更重要的是，健康需要行动，应该拥有健康的生活方式和行为，最好从小就养成良好的生活习惯。家长应从小培养孩子的健康意识，提高其健康素养。

其次，健康素养的提升还需要家庭成员的共同努力。家庭中，要有重视健康、讲究健康生活习惯的氛围。一般地说，全家的饮食多数由家庭主妇决定，在一定程度上，家庭主妇担负的责任更大。如果家庭主妇拥有更高的健康素养，全家人都受益。所以，家庭主妇更应该重视学习健康知识和理念，并带动和影响全家人。

值得一提的是，在倡导健康生活方式、预防慢性病的过程中，医生起到了重要作用。如果医务工作者都能掌握科学的健康生活（尤其是营养方面）知识，并传递给百姓，可在很大程度上提升整个民族的健康素养。

健康的提升，最终依赖于行动。世界卫生组织曾提出健康的"四大基石"，即合理膳食、适量运动、戒烟限酒和心理平衡，这是健康生活方式的基本内涵。在日常生活中，应积极参加运动，迈开腿、管住嘴，让健康最终落到实处。

# 3

# 养生：不能靠一招一式

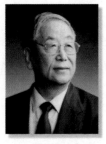

> 郭应禄 > 中国工程院院士，北京大学泌尿外科研究所名誉所长，北京大学第一医院名誉院长，国家泌尿、男生殖系统肿瘤研究中心主任，北京大学泌尿外科医师培训学院院长。

现在，养生是个热门的话题，社会上也有不少有关养生的理论，有些还受到了人们的追捧。但事实上，正如曾经的"张悟本事件"一样，很多"养生招式"都是骗人的。现实的情况是，人们在养生防病、维护健康方面存在认识上的误区。

1956 年，我从北京大学医学院毕业后，至今从事医疗工作有 50 多年了。这么多年的医学实践和临床经验让我深深体会到，疾病发生的原因很复杂，涉及的因素很多。到目前为止，医学上对很多疾病发病的原因并不清楚。虽然，随着科学的发展、技术的进步，对疾病的了解更多了，但还远远没到彻底搞清楚的地步。

比如现在很热门的基因研究：发现了某种肿瘤的易感基因，发现了糖尿病的易感基因，等等。这是一种值得欣喜的进步。但是，即使发现了疾病的易感基因，也并不意味着就有办法完全预防和治疗好这种疾病了。实际上，很多人身上都具有某些疾病的易感基因，但并不是每个人都会患这种病。这说明，发病除了基因的原因外，还与自身的身体条件、社会和环境的影响等多种因素有关。

到目前为止，疾病发生发展的真正原因并非一清二楚。因此，通过一招一式就能防病治病的措施并不存在。比如，张悟本说的绿豆能防治各种病，还提到茄子能治百病，这一类提法都是不科学的。经常看到"晚期肾病吃了某种药马上治愈，不需要透析和肾移植""高血压服了某种药可以避免终身服药"等话语，但事实上，同样也没有某个中药或西药能彻底治好某种疾病。生病后，希望找个医生，吃点药、做点锻炼就解决问题——这不现实，世上并不存在所谓的"神医"。

总之，对养生不要抱太大的希望。对于介绍能通过一招一式治好病的，要提高防范意识，不要把防病治病的希望寄托在"奇招"上。

有一次，在与王陇德院士进餐时，他提到饮食方面的"10个网球原则"：将一天的进食量设定为1个网球大小量的肉类，2个网球大小量的主食，3个网球大小量的水果和4个网球大小量的蔬菜。另外，还要吃"三个一"：一个鸡蛋（蛋黄也要吃），一杯牛奶和一顿粗粮。像这样的方法，好记且便于实施，对男女老少都有用。当然，还要多运动，可根据年龄和个人情况选择适当的运动方式，如跑步、快走等。不良习惯，如吸烟，饮酒等，都要戒掉。还要注意生活规律、心情开朗。这些健康原则对每个人都很重要，不可偏废。养生防病，该练的"功夫"应该是多方面的。

# 知行合一才能健康

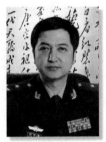

> 郑静晨 > 中国工程院院士，武警总医院院长、教授、主任医师。中国国际救援队副总队长兼首席医疗官，中国灾害防御协会救援医学会副会长、中国医师协会急救与复苏专业委员会副会长。

2011 年 7 月 26 日，世界银行在北京发布的一份最新报告显示：癌症、糖尿病、心血管疾病、慢性呼吸道疾病等慢性病已成为国人头号健康威胁；在国人每年约 1 030 万例由各种因素导致的死亡中，慢性病所占比例超过 80%。

事实上，在我国，威胁人们生命健康的主要疾病已由过去的传染病转变为非传染性的慢性病。慢性病患者人数逐年升高，死亡率快速攀升，引发人们对健康的深入思考。

据了解，在数量庞大的慢性病患者中，固然有一些人缺乏相关的健康知识，不过也有相当大一部分人，尽管懂得一定的健康知识，但也成了慢性病患者中的一员。为什么大量慢性病患者是有科学的健康知识，有健全的理性思维的成年人？这里面蕴藏着一个被人忽视的问题：科学知识与实际生活往往会脱节，拥有健康知识不等于拥有健康生活。

科学知识与实际生活为什么会脱节？这不再是一个单纯的医学问题，也许要从哲学层面探寻根源，才能找到令人信服的答案。

《礼记》乐记篇章中说道："好恶无节于内，知诱于外，不能反躬，天理灭矣。"意思是说，人会受七情六欲的驱使，不一定按理性的知识去支配自己的行动。也就是说，即使人拥有了获取科学知识的能力，但并不总是按科学办事，受七情六欲的驱使，人会不顾行为本身的对错及对人身体的危害而行事，与健康背道而驰。这是人性的弱点。例如，明知吸烟有害健康，却有数以亿计的人还在吸烟；明知酗酒有害健康，却因人情关难过继续推杯换盏；明知肥胖有害健康，却克制不住口腹之欲；明知熬夜上网有害健康，却欲罢不能……

那么，拥有健康的最终答案到底在哪里？明代哲学家王阳明提出的"心学"理论刚好能解决这个问题。心学理论认为，"格物"不如"格心"，"知行合一"才是人生正途。因此，管制烟草、美酒、因特网等影响人们健康的物质，仅仅是"格物"，管好人的欲望就是"格心"，后者才是根本。"知行合一"的理念是指"知"和"行"应共同前进，目的和过程要相辅相成，这才是走上了正确的道路。用之于健康，可以简化为一个公式：健康知识＋健康生活＝健康。学习健康知识，践行健康生活，才能获得健康，保持健康。反之，光有健康知识，而不践行健康的生活方式，是不能保证健康的。

人类已探索出大量健康科学知识，建立起了医学科学的大厦，但非医务工作者在日常生活中践行健康生活，并不需要过多的医学知识，懂得一些常识，践行日常的健康生活方式即可。健康生活方式，主要包括以下方面：均衡膳食、规律起居、足够睡眠、劳逸结合、戒烟限酒、适量运动、心理平衡、和谐性爱等。

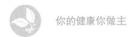
# 5

# 珍惜生命，切勿吸烟

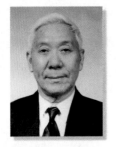

陈灏珠

> 陈灏珠 > 中国工程院院士，复旦大学附属中山医院教授，内科心血管病专家，是我国心血管病介入性诊断和治疗的奠基人之一。

吸烟有很多坏处，其中给人们最直接的印象就是：吸烟可以致癌，尤其是肺癌；吸烟越多，发生肺癌的可能性越大，这是由于烟叶燃烧时产生 40 种以上的致癌物质所致。一系列数据说明这一点，如：在因肺癌死亡的人群里，87% 由于吸烟（包括被动吸烟）引起；男性吸烟者死于肺癌的是不吸烟者的 8~20 倍；每日吸烟量超过 25 支，肺癌发生率为 227/10 万，每日吸烟量在 15~24 支，肺癌发生率为 139/10 万，每日吸烟量在 1~14 支，肺癌发生率为 75/10 万，吸烟量与肺癌的发生率成正比。

虽说多数人已知吸烟与肺癌的关系密切，但对吸烟与心脑血管疾病的关系就关注不够了，甚至有不少人对两者之间的关系几乎是毫不知晓。其实，吸烟还是引起心脑血管疾病的主要危险因素之一。有研究表明，烟草中的烟碱是造成这种危害的主要祸根。烟碱进入人体血液后，可促使心跳加快、血压上升、心脏耗氧量增加、血管痉挛、血液流动异常以及血小板的黏附性增加等造成心肌缺血。由于上述种种不良影响，年龄在30~49岁之间的男性，吸烟者比非吸烟者的冠心病的发病率高出3倍。连续过量吸烟，有时会突然引起心脏冠状动脉痉挛，最终导致心肌梗死。高血压病人如果是吸烟者，其发生卒中（中风）的危险性是不吸烟的平常人的20倍。

再从流行病学角度来看，致人口死亡最多的疾病类型，已从过去的以传染病为主转变为如今的以非传染性疾病为主。在我国，导致死亡原因的疾病中，循环系统疾病已逐渐增至首位，肿瘤其次。而在肿瘤排行榜中，肺癌的发生率和死亡率一直呈明显上升趋势。而与这两大类疾病（循环系统疾病和肿瘤）密切相关的吸烟，罪责难逃。因此，说"吸烟吞噬生命"一点也不为过。

作为一名心血管病医生，我还想再说几句。在引起冠心病和动脉粥样硬化疾病的主要危险因素中，目前已有6条被明确，即老年、男性、高血压、高血脂、高血糖和吸烟。人的年龄当然是越来越大，这是自然法则，谁也无法改变；性别，一般地说也是无法改变的；血压、血脂和血糖的增高则是可以预防和治疗的。而吸烟呢？应该是完全可以避免的。人类"发明"了这种害自己、害他人、害后代、害国家的不良嗜好，应该由我们自己来主动制止——养成不吸烟的习惯。而对吸烟者来说，任何时候戒烟都不晚，且越早、越彻底越好。

# 6

# 80 岁，要有 20 颗牙

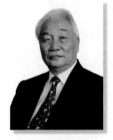

> 邱蔚六 > 中国工程院院士，上海交通大学医学院附属第九人民医院口腔颌面外科终身教授、主任医师、博士生导师，我国著名口腔颌面外科专家。

多年来，民间口谚常有"老掉牙"一说。脸上出现皱纹，口角下垂、上下唇内陷（俗称瘪嘴）常常是人进入老年的标志性改变。上下唇之所以内陷，常是上下前牙缺失的结果。于是，大家认为老年人"掉牙"似乎是天经地义的，是必不可免的。

近日看到一篇文章《人老了，牙齿一定会掉吗》，文章对"老掉牙"说法提出质疑，笔者深表同意。因为本人已进入"八零后"，今年 86 岁，仍保留有 26 颗坚固的牙齿，仅仅因为咬合创伤而失去两颗。

失牙的原因很多，例如龋齿（俗称蛀牙）、牙周炎、外伤、牙位不正等。在众多原因中，老年人失牙的主要原因为牙周炎。牙周炎是牙周病的一种，牙周炎症反复发作会导致牙槽骨骨质逐步被吸收、丧失。骨之不存，齿将焉附？最终造成牙松动和脱落或被拔除的结果就不难理解了。由此可见，"老掉牙"并非完全是年老的必然规律，只要预防得当，治疗及时，"老"和"牙缺失"不必画等号。老人完全可达到业内同行公认的"8020"目标，即到80岁也能保存20颗坚固的牙。

那么，如何才能达到"8020"的目标呢？答案是"坚持口腔健康"。世界卫生组织早已把口腔健康列为人类健康的10条标准中的第8条："牙齿清洁，无缺损，无疼痛，牙龈颜色正常，无出血"。保持口腔健康的关键是从预防着手，做好口腔卫生。

口腔是人体的一部分，又是消化道的起始点。消化道（包括口腔内）含有大量细菌，在健康状态下，微生物种类之间大致是平衡的，但在外界因素作用下这种平衡可被打破，造成所谓"坏"的微生物增生，并形成优势致病菌，从而导致口腔疾病的发生，牙周炎就是其中之一。现代医学研究证明：导致牙周炎中的优势菌有多种，有的还可以导致全身疾病，如心血管病、糖尿病，甚至会导致肠癌。口腔卫生不良则是这些致病菌的温床，也是口腔癌发病的潜在因素之一。

从生活方式的影响来看，吸烟既是口腔癌的主要诱因之一，也是牙周炎的诱因之一。有统计分析指出，每日吸烟超过10支，牙周骨质破坏速度明显加速。

因此，维护口腔健康，除坚持每日早晚两次（或每餐后一次）刷牙和改变生活行为外，更重要的是应坚持每年一次的体检和口腔专科常规检查，以及时发现问题，特别是解决一些自己无法解决的问题，如口腔洁治（俗称洗牙）以及发现早期癌前病变等。

"生命在于运动，行为决定健康。"坚决戒除吸烟、不注意口腔卫生等不良行为，坚持每年进行全身及口腔检查，相信更多人可以"老不掉牙"。

# 健康是一种资源

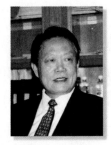

殷大奎

> 殷大奎 > 原卫生部副部长，中国医师协会名誉会长，著名健康教育专家。

现在，人们对健康的讨论越来越多。那么，健康到底是什么呢？

我认为，健康是一种资源。我们每天正常的生活、工作、学习，都需要依靠健康这种宝贵资源的支持。如果健康的资源缺少了，正常生活就会受到很大的影响。

健康是人们每一天生活的资源。既然是资源，那就是有限的。人们只有好好维护和管理这种宝贵的资源，才能更好地生活。实际生活中，有些人很珍惜健康，并且很好地管理它，活到八九十岁甚至一百岁身体还很健康。

但遗憾的是，生活中很多人并不懂得维护健康资源。常看到一些中青年人英年早逝的报道，让人非常痛心。事实上，很多人依仗自己年轻，没有意识到健康是一种有限的资源，也就更谈不上对健康的管理和合理利用了。

不珍惜健康资源，会使许多慢性病提前发生。比如，现在很多青少年都患了糖尿病，这与没有早期重视健康并积极预防有很大的关系。调查表明，现在很多病的发病年龄已经大大提前了。二十几岁发生心肌梗死、脑溢血的例子并不鲜见。

健康是人一生中最重要的资源和财富，有健康才有未来。所以，健康要尽早管理起来，否则晚了就不好办了。那么，如何维护健康资源呢？

首先，要好好管理我们的健康资源，不要等到生病才治，这是维护健康的根本。只治不防，越治越忙；只治不防，花钱心慌；只治不防，痛苦悲伤。不重视预防，疾病是治不完的，而且会导致"花钱心慌""痛苦悲伤"情况的出现。所以，一定要重视疾病的提前干预。

世界卫生组织提出了健康的四大基石：膳食平衡、适量运动、戒烟限酒、心理健康。这十六个字是维护和管理健康资源的根本方针，要在实际生活中身体力行。

如何平衡膳食？中国营养学会提出的膳食指南可作为参考：①食物多样，谷类为主，粗细搭配。②多吃蔬菜、水果和薯类。③每天吃奶类、大豆或其制品。④常吃适量的鱼、禽、蛋和瘦肉。另外，世界卫生组织提出一天盐的摄入量控制在 6 克。如果个人的饮食习惯和口味不符合健康的饮食规则，要加以改进。

如何适量运动？卫生部门提出的"健康 121 行动"中提倡：日行一万步。有些人经常找借口说自己"抽不出时间运动"。如果抽不出时间运动，就可能"抽出时间生病"。其实，抽时间运动很简单，比如，尽量减少电梯的使用，代之以楼梯步行。多做些家务也是很好的运动，因为做家务时的动作往往更加丰富，能锻炼到更多部位。当然，运动时也有许多注意事项，要因地制宜、因时制宜、因人而异、因病而异、循序渐进、适可而止。

另外，吸烟有百害而无一利。至于酒，也只可适量摄入。而且喝酒一定不能醉，因为醉一次就等于得了一次"肝炎"。最后，心理健康的关键是保持心态平衡。现代人生活节奏快，工作压力大，难免心态失衡。心态不好对于健康的影响显而易见：心情不好就难免吃不下饭、懒于运动，或者借烟酒排解，从而影响到健康的其他方面。

总而言之，维护健康不是生病以后才要做的事，也不是到了老年才要做的事，所有年龄段的人，不管身体状况如何，都应该重视起来。健康资源需要从小就得到重视并加以合理维护和管理，占有和保存健康资源也是一个人有能力的体现。所以，要好好管理它，好好珍惜它，让你成为自己最好的保健医生。

# 8

# 健康，要靠自己主动争取

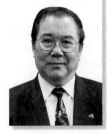

> 杨秉辉 > 复旦大学上海医学院内科学教授、博士生导师，中华医学会全科医学分会名誉主任委员，中国首席健康教育专家。

　　健康从何而来？世界卫生组织有明确的说法："健康来自健康的生活方式。"什么是健康的生活方式？世界卫生组织也有明确的说法："合理饮食、戒烟限酒、提倡运动、心理平衡。"

　　我们的生活方式健康吗？先说饮食，随着国家经济的发展，我国民众的经济生活好转，最直接的反映便是饮食水准的提高。菜肴的量大大增加，从结构上看，动物性食品过多，带来动物性脂肪摄入过多。而且我国传统的烹调方法是用油炒，即使多吃蔬菜也会带来脂肪摄入过多的问题。我国民众多数口味较重，以致盐的摄入量也严重超标，而且由于菜吃得多，盐摄入过多的问题被掩盖了。盐吃得多，是高血压的重要病因之一。脂肪大量摄入的结果是形成动脉硬化。而高血压、动脉硬化则是冠心病、心肌梗死、脑梗死、脑溢血等严重危害我国人民生命和健康的疾病的元凶。脂肪和盐的摄入过多，还与一些癌症如食管癌、胃癌、肠癌、乳腺癌等有关。我国许多民众的食量颇大，虽然并不都吃"洋快餐"，也是热量超标，在过去体力劳动较多的时代问题不大，而今体力活动少了，这个问题便"突显"了，结果是中国的糖尿病患者人数剧增！

中国的人口占世界的 1/4 不到，而中国的烟民占世界的 1/3 以上。吸烟是许多癌症最重要的原因，人类癌症的起因，至少 1/3 要归咎于吸烟。吸烟的人发生心血管病的危险比不吸烟的高 10 倍。吸烟还是我国大量的"老慢支"、肺气肿的主要病因。经济发展了，人际交往也多了，喝酒请客的机会多了，以致近年来中国的酒精性肝病患者人数迅速增加！

此外，在一般民众之中，通过体育运动来锻炼身体的意识实在不强。早晨起来在公园、绿地弯腰、伸腿的都是些老人，他们之中不少已经高血压缠身、血糖明显升高，活动活动、亡羊补牢当然也好。问题是我们的年轻人、中年人都以"没有时间"为由不去做运动锻炼，失去了一种经济有效的维护健康的工具。

近年有了"健康管理"的概念，有了健康管理的人员，这当然是好事。不过我觉得在提倡健康管理的同时，还必须提倡主动去争取健康的观念。别以为付点费，买张金卡、银卡，就自然健康了。健康是要靠自己去争取的，应该提倡积极的健康观念：美味佳肴，控制着点儿吃；粗茶淡饭，只求营养齐全；既知吸烟有害健康，一定下决心戒了；喝酒偶尔为之，切莫逞能贪杯；运动有益身心，只需养成习惯；"磨刀不误砍柴工"，明理自然有时间；凡事"一分为二"，心理自然平衡，视压力为动力……

# 树立整体健康观

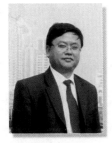

> 卢祖洵 > 华中科技大学同济医学院社会医学系主任、教授、博士生导师，中华预防医学会社会医学分会副主任委员，《中国社会医学杂志》主编。

长久以来，人们都把健康理解为"不生病"，很多人只有在生病时，才去寻求医生的帮助。其实，这样的健康观是消极的、片面的。

现代人的健康观应该是"整体健康"。整体健康主要包括三个要素：生理健康、心理健康和社会关系健康。三者相互影响、相辅相成、密不可分。其中，生理健康是基础，心理健康是重要保证，而社会健康则是人体健康最高层次的反映。

社会关系健康是现代健康生活的重要保障。融洽的人际关系可以缩短人与人心理上的距离，产生良好的心理氛围和情绪反应；不良的人际关系，则会使人们的心理距离增大，产生不良的情绪反应。曾有学者根据被调查者的社会关系的广度和质量（是否结婚，与家人和朋友的交往密度，有无归属群体等）比较他们的寿命。结果发现，不论性别和年龄，社会关系越广泛的人，死亡率越低。20世纪以后的免疫学研究也发现，情绪压抑、意见表达困难、抑郁倾向者易患癌症，而配偶死亡等重大生活丧失，人际关系淡漠、绝望感与孤独感等，是癌症的"催化剂"。另一项研究显示，当遭遇重大危机时，亲情、友情及社会指导非常重要，地域内的人际氛围和内聚力是精神健康的重要支撑。

在各种社会关系中，家庭关系是否良好，显得尤为重要。家庭既是血缘、姻缘关系，又是社会的细胞，是人们最基本的生活单位。家庭关系协调、和睦与否，直接影响到家庭成员的身心健康。

夫妻是家庭的主体，处理好夫妻关系，是保持家庭和睦、幸福的头等大事。我国古代曾把夫妻"相敬如宾"当作一种美德，现代人更把爱当作维系夫妻关系的一条重要纽带。夫妻间要互相关心体贴，并注意思想上的沟通和生活上的照应。丈夫不搞"大男子主义"，妻子也不要搞"夫人专政"。当夫妻双方发生矛盾时，应彼此宽容，互相体谅。夫妻要经常在感情上微调，生活上互补，但也不要形影不离，正所谓亲密无间不如亲密有间，零距离不如近距离，彼此间保持适当的距离和空间，再加上爱心和宽容，夫妻关系必将更美好。

同样，正确处理好父母与子女的关系，也是营造和谐家庭气氛的重要保障。父母对子女要爱得有分寸，有原则，要"钟爱"而不要"溺爱"。子女要尊敬父母，虚心听取父母的教导。当父母丧失劳动能力时，子女应主动承担赡养义务，经济上要资助，精神上要安慰，生活上要照顾，让父母老有所养，老有所依，老有所乐。

# 10

# 健康生活态度从五个方面开始

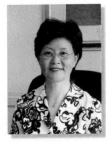

> 李忠阳 > 健康促进专家，曾任上海市爱国卫生运动委员会副主任、上海市预防医学会副会长等职。

有调查指出，目前城乡居民"看病难、看病贵"问题的突出程度排在前列，城乡家庭人均年消费总支出中，医疗支出占 11.8%。

世界卫生组织提出：有四大因素影响人们的健康水平，其中，医疗条件占 8%，父母遗传基因占 15%，环境因素占 17%，个人生活方式占 60%。从很大程度上说，健康来自于合理运动、心理健康等良好的生活方式。提高健康意识，确立良好的生活态度，都将有助于改善生活方式。要健康，不妨从以下五个方面着手。

1. 超过 35 岁者，应每年至少测量一次血压。高血压是一种常见的慢性疾病，也是一些危重疾病的信号。及早发现并控制高血压，可以降低甚至避免各种并发症的发生。更重要的是，引导人们在开始关注自己血压的

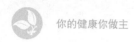
同时，主动关心自己的健康状态，管理自己的健康。

2. 参加有规律、适量的体育锻炼。预防疾病，最简单而有效的方法就是强身健体。锻炼既要符合人的生理特征，达到一定的频度和强度，又要因地制宜地开展。比如：上海的许多社区安装有免费的健身器材，为退休老人提供了良好的锻炼机会。又如：上班族及中青年职业人士可采用工间操等运动形式，既锻炼了身体，也有助于缓解工作压力。

3. 掌握救护技能。现代社会，人人都应该学一点救护技能。因为在灾难发生时，能挽救自己和同伴生命的往往是你自己。严重创伤者的最有效抢救时间是受伤后 1 小时内，猝死者的最佳抢救时间也只有最初短短的 4 分钟。只有千方百计地应用急救知识，以最简单的急救技术抢救病人，最大限度地稳定病人的基本生命体征如呼吸、脉搏和血压等，才可望减少并发症和伤残率，提高生存率。

4. 养成健康公共行为。个人行为不仅影响自己的健康状态，有时还会波及他人。如：随地吐痰，可以导致病原菌的传播；在公共场所吸烟，会造成他人被动吸烟，同样会导致与主动吸烟相类似的后果。因此，人人都要养成良好的卫生公德，摒弃不健康行为。

5. 不断学习健康卫生知识。良好的健康卫生知识是健康生活方式的基础，随着经济社会的发展变化，人们对健康知识的需求也在扩大、提高。比如，近年来，食品安全问题日益突出，人们应掌握安全制备食品与健康消费的知识，这将有利于减少食源性疾病的发生。

# 11

# 健康之路，贵在行动

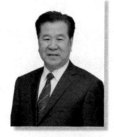

> 杨志寅 > 济宁医学院原副院长、教授、主任医师，中华医学会行为医学分会前任主任委员，国际行为医学终身成就奖获得者。

目前，慢性非传染性疾病（包括心脑血管病、癌症、慢性呼吸系统疾病、糖尿病等）已成为影响居民健康的最主要的疾病。慢性病之所以越来越多，并成为国人的主要死因，与不良生活行为方式密切相关。研究结果告诉我们：若能早期干预危险因素、改变不良生活方式，约80%的心脏病、中风、2型糖尿病和40%的肿瘤可以预防；健康生活行为方式可以减少70%的过早死亡，而单纯的高超医疗技术只能减少10%的过早死亡。

这一系列数据充分说明，生活行为方式对健康来说有多么重要！事实上，在健康问题上，不能依赖高精尖的医疗设备，而应提升健康理念，调整和消除不健康的生活行为方式。然而令人担忧的现状是：大家对自身存在的行为危险因素缺乏足够的行动。

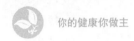

其实，现在对常见的不良生活方式宣传得并不少，如大家熟悉的吸烟、饮酒、缺少运动、饮食不规律、高脂肪饮食、熬夜等等。但是，知道不良习惯，并不意味着就能加以改正。有些人说起健康养生的理论来滔滔不绝，看上去似乎什么都懂，而到了"动真格"时，反倒成了"说话的巨人，行动的矮子"。

人们常说，无知很可怕，但"知而不行"甚至比无知更可怕。在养生保健方面，要"知之而行，身心合一"；若能把思想的力量变为行动的力量，那才是健康的希望。近年来，我们提出"行为决定健康"的科学理念。但也发现，最简单的生活行为方式或习惯，往往是最难改变和最难调整的。事实上，在实践中真正做到行为健康，并持之以恒，是需要恒心和毅力的。

健康之道既不复杂，也不难做到，难的是知行合一。纵观全世界，健康长寿老人的养生特点虽各不相同，但其共同点是生活规律、心宽寡欲、勤劳善良。他们中很多人可能并不知道那么多健康的大道理，但在日常生活中却无一不采取了良好的生活方式。这些事实充分说明，行动、实践是决定健康的首要因素。

需要说明的是，行动很多时候取决于内在的动力。这就要求我们要始终理性对待健康，要懂得健康是最大的财富，健康的体魄是无可替代的珍贵资源。拥有健康时，难以觉察到它的价值；而一旦失去健康，再意识到其重要性，则为时晚矣。只有认识到其宝贵的价值，才会促进健康的行动。

把握健康，只能靠自己，因为自己才是健康的主人。知之而行，知行合一，是养生保健的关键。因此，要行动起来，把健康落到实处，从生活中的一点一滴做起，切实改进不良的生活习惯，这样才能拥有健康。

# 12

# 适时适度，养生保健

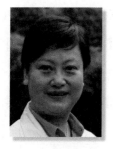

> 陆嘉惠 > 上海中医药大学附属市中医医院院长，血液内科主任医师、教授，上海中医药学会血液病分会主任委员，中国中西医结合学会血液病专委会青年委员会副主任委员，中华中医药学会血液病专业委员会常委。

随着经济的发展，人们的需求不再是吃饱穿暖，而是如何过得健康、活得长久。于是，养生自然成为人们关注的热点。那么，如何才能正确、科学地进行自我养生保健？如何才能不走入养生误区呢？以我之见，养生要从日常的衣着、吃饭、运动等细节抓起，且要注意适时、适度。

1. 关注气温变化而"适时穿衣"

笔者认识一位中年男性朋友，他年轻时经常开摩托车，且无论春夏秋冬，从不戴护膝。近来，他因为双膝活动不利、疼痛前来就诊。检查后发现，他这种症状与其年轻时膝部受了"风寒"有一定关系。这个案例提醒我们，不要小看"衣着"这样的细节问题。

穿衣一定要讲究"适时"。有些爱美人士，为了美观在冬季衣着单薄。这一方面会使人体阳气受到损伤，另一方面"寒性收引凝滞"会导致人体经脉不畅、不通。因此，到了冬季，一定要适时多穿点衣物进行保暖，以保护身体阳气。

春季气候转暖，也不宜过早减少衣物，要讲究"春捂"。一方面，经过严冬后，身体的阳气渐渐开始复苏，但此时人体就像新发的嫩芽一样经不起寒冷，所以衣物要多穿点。另一方面，"春季主风"，随着气温的上升、阳气的发散，人体膜理开合，易中风邪。事实上，在我们的日常生活中，也会发现春季感冒的人比较多。所以，此时穿衣需要注意避风，不可因为"春风习习使人醉"而减少衣物。

夏季气温高，应当减少衣物，这样可以帮助身体散发热量，但是要注意胸背部的保暖，不可因贪凉而"赤膊"。

### 2. 根据季节变化"适度运动"

"生命在于运动"，运动也是养生中需要关注的一大细节。但是，我们在临床上经常会发现因为运动不当而导致疾病加重或身体损伤的现象。究其原因，主要是很多人在运动时没有注意适时和适度。

根据中医理论，春季应当衣着宽松，进行悠闲舒展的运动，以适应春季阳气升发的特点。夏秋季，人体津液容易耗损，应当尽量避免剧烈运动。冬季运动，特别要注意先做热身运动。因为冬季寒冷之气具有"收引、凝滞"的特点，会使人体经气不畅，运动前如不做热身，容易发生运动损伤。另外，运动要适度，要选择适合自己年龄和身体特点的运动方式。

### 3. 饮食适量、适合自身体质

饮食也是需要注意的养生细节。传统中医理论认为，人需要"吃"，但要吃得适量、均衡，适合自身体质。"五谷为养，五果为助，五畜为益，五菜为充，气味合则服之，以补精益气。"《黄帝内经》中有"饮食自倍，肠胃乃伤"之说，提出了节制饮食的概念。现代医学也证明很多代谢性疾病与饮食过量有关。

值得注意的是，现在有一些人认为节食或禁食是一种养生方法，这其实是一个误区。事实上，长期禁食或少食是不利于身体健康的。根据中医理论，维护人体生命活力和身体功能的"营气"以及保证身体免疫力的"卫气"都来自于"水谷"（也就是我们的食物）。长期少食或禁食，身体的功能、活力、免疫力都会受损。

# 13

# 健康不只是看病问题

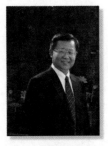

> 黄建始 > 知名预防医学专家，曾担任北京协和医学院公共卫生学院院长、中华医学会健康管理学分会副主任委员等职。

20 世纪 70 年代，健康领域科学家根据数十年研究成果，提出了"生物 - 心理 - 社会"的新医学模式。同期加拿大政府发布报告，指出国民健康不仅是由医疗服务（也就是人们关心的"看病"）单方面所决定的；决定健康的主要因素有四个方面：生物学，环境，生活方式和习惯，医疗卫生。

人并不是单纯的生物人，人还是社会人。这就决定了人的健康状态不仅与其生物属性有关，而且与其社会属性有关。新的医学模式要求人们关注包括生物、心理、社会、环境因素在内的所有健康危险因素。①生物学因素：如高血压、高血糖、高血脂等；②心理学因素：如压力大、生活满意度低、工作满意度低等；③生活方式因素：如睡眠障碍、不合理膳食、药物滥用、吸烟、运动少等；④医疗系统因素：如医疗服务、院内感染等；

⑤环境因素：包括自然环境和社会环境因素（收入、教育等）。

多年来，大量研究一次次证明，环境（包括自然环境和社会环境）、生活方式和习惯（即个人行为）对健康的影响远大于"看病"（医疗服务）对健康的影响。研究发现，在过去近100年时间里，美国人平均寿命增加了30年。这增加的30年，公共卫生和预防贡献了25年，医疗服务只贡献了5年。抽烟、酗酒、缺少运动、高胆固醇和高血压等健康危险因素已经成为西方家喻户晓的名词。通过预防和控制心血管疾病，从1972年到2004年，美国心血管病死亡率下降了58%。可以说，确认和去除健康危险因素代表的是一种观念上的革命。当然，这并不是要抛弃过去成功的医学经验，而是要考虑心理、社会和环境因素对健康的影响。

在我国，随着生活水平的提高，慢性病发病率越来越高。据统计，中国的糖尿病人数世界排名第二，精神心理疾病患者人数是世界第一。其他慢性病，如高血压、心脏病、脂肪肝等的患者也越来越多。这么多的疾病，光通过到医院吃药打针不能解决全部问题的，还要通过改变环境、改变个人行为来达到预防和康复的目的。

首先，每个人都有责任把我们生活的环境变成一个健康的环境。比如，公共场所吸烟就不利于营造健康的生活环境。其次，要养成健康的生活方式和习惯，管好嘴、用好腿、不吸烟、不喝酒或少喝酒、好心态等。"管好嘴"指要掌握膳食平衡，食物摄入的比例大约是"一口肉、两口饭、三口水果、四口蔬菜"。"用好腿"，每人每天至少走6 000步。"不吸烟"，因为吸烟害处大。"不喝酒、少喝酒"，因为中国一半以上的人由于基因的原因不宜喝酒，而且喝酒已经造成肝病病人大量增加。"好心态"尤为重要，拥有健全、健康的好心态胜过任何良医好药。

# 14

# 别让健康被慢性病"打了折"

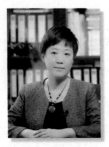

> 吴凡 > 上海市卫生和计划生育委员会副主任，曾担任上海市疾病预防控制中心主任、上海市预防医学研究院院长。

近年来，中国的人均期望寿命不断延长，2016 年上海居民平均期望寿命为 83.18 岁，已经达到欧美发达国家水平。然而，目前仍有很多传统的和新的健康问题不断涌现，众多健康危害因素交织其中，影响了我国人民健康水平的进一步提高。正因为如此，《"健康上海 2030"规划纲要》将 2030 年上海居民健康期望寿命目标定为 72 岁。所谓健康期望寿命，是处于健康状态的平均年数。

上海居民目前的平均期望寿命已经达到 83 岁，而 2030 年的健康期望寿命目标却只有 72 岁，两者存在 11 年的差距。是什么让我们的健康寿命"打了折"？

从理论上说，所有疾病都会使健康"打折"。但对上海人而言，慢性病给健康寿命打了一个最大的"折扣"。2016 年，上海居民因慢性病死亡占总死亡人数的比例为 91%。全国的情况与上海类似，高血压、糖尿病等慢性病的患病率均呈快速上升趋势。1959 年我国成人高血压的患病率为 5.11%，目前已高达 24.4%；1980 年我国成人糖尿病的患病率为 0.8%，现在已高达 12.3%。

那么，控制慢性病能够帮助延长健康寿命吗？答案是肯定的。中国疾病预防控制中心慢病中心"健康中国 2030 慢性病早死概率"预测研究显示：到 2030 年，若能使运动不足率降低 10%、吸烟率降低 30%、血压降低 25%、胆固醇降低 20%、BMI（体质指数）停止上升、空腹血糖停止上升，可大幅降低我国居民因慢性病（包括心脑血管疾病、肿瘤、糖尿病和慢性阻塞性肺病）导致的死亡。也就是说，控制这些危险因素，就能有效预防慢性病的发生和死亡，延长健康寿命。

如何控制慢性病的高发态势？笔者认为，这需要个人、政府和社会的共同努力。俗话说，上工治未病，不治已病。良医者，常治无病之病，故无病。"健康上海 2030"也提出，要把"以治病为中心"转向"以健康为中心"。广大人民群众应当提高健康意识和健康素养，加强健康自我管理，形成健康生活和行为方式，增强对自身健康的投资意识。政府应将健康融入所有政策、增加对健康领域的投入、建立公共卫生系统、覆盖全民健康。近年来，上海市政府出台了一系列健康促进政策和法规，如《2030 可持续发展中的健康促进上海宣言》《"健康上海 2030"规划纲要》《上海市预防和控制慢性非传染性疾病中长期规划》《上海市公共场所控烟条例》，也实施了不少公共卫生服务和政府实事项目，如社区居民大肠癌筛查，老年人免费接种肺炎疫苗，老年人免费体检，高血压、糖尿病、脑卒中筛查，慢性病社区管理和诊疗等，为提升上海市民的健康水平做了不少努力。社会组织可在普及健康生活方式、优化健康服务、完善健康保障、建设健康环境等方面做些工作。

每个人都是自己健康的第一责任人，"我的健康，我负责"。从我做起，携手共建、共享健康上海、健康中国！

# 15

# 健康要从年轻时抓起

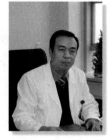

> 黄翼然 > 上海国际医学中心院长，上海交通大学医学院附属仁济医院泌尿科主任医师、教授、博士生导师，曾担任中华医学会男科学分会副主任委员。

　　我认识的一位老先生，近 90 岁了，身体、精神很好，坚持工作，看不出来是这个年龄的人。问他保持健康的秘诀是什么，他的回答很简单：生命不止，运动不息。他从年轻时开始，长年坚持游泳，一直到现在。另外他的生活习惯也很好。

　　这其实不难理解。比方说，有两个 30 岁的年轻人，健康状况完全相同。如果其中一个人从年轻时起就经常走路、活动，而另一个人从小就习惯了坐车、很少运动，那么，等他们到了 70 岁以后，区别就会很大。前一个人因为运动的原因，无论是精神和体魄，肯定比后一个人好很多。

　　所以，健康应从年轻时就抓起。现在很多年轻人，不理解什么是健康，也不懂得健康的重要性。他们不离烟酒，经常熬夜，饮食也很随意，等等。

这些不良生活习惯暂时看来可能没什么问题，但长期下去，会带来一系列健康隐患。

其实，在医院里有时也可以看到这种现象。很多 30 多岁的年轻医生，体形看上去都很好，但到了 40 多岁，就会发现，他们中很多人都长胖了。超重、肥胖的危害很多，但当一个人胖了起来以后，再要"减肥"就不容易做到。显然，他们在更年轻的时候，没有做好工作，结果导致体重的不合理增加。

健康要从年轻时抓起，但年轻是一个相对的概念，60 岁的人相比 70 岁的人就算年轻。所以，重视健康什么时候都不迟，但要从现在抓起，越早越好，越年轻越好。并不能因为自己"老了"，就认为做什么都迟了、健康好坏都不重要了。

趁着还年轻，要为健康打好基础。首先，要对健康有一个正确的理解。健康不仅是能跑、能跳、能吃、能喝、能工作，健康更重要的内涵是指一个过程：如果现在是健康的，要保持和维护健康；如果现在不够健康，要让自己逐步健康起来。

从现在开始就要多从事运动锻炼，等老一点了，精神，体魄都要相对更好。不同年龄、不同体质的人可选择不同的锻炼方式，但一定要选择自己喜欢的方式，那样才容易坚持下去。比如，有人很喜欢跳舞，那就不一定非要去打球，因为跳舞也是很好的锻炼方式。

从年轻时开始，就要注意健康饮食，低盐、少油，不吃腌制食品，少吃垃圾食品、油炸食品，等等。除了饮食，现代人的心理压力也很大，要设法减压。比如，可以利用休假的机会，让自己身心得到放松。平时的工作，尽可能减少加班加点。很多人为拼命工作而自豪，其实并没有值得自豪的，因为付出的代价有可能是健康，那样会得不偿失。

# 16

## 健康快乐每一天

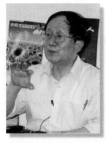

> 洪昭光 > 北京安贞医院干部保健科研究员、主任医师，中国首席健康教育专家。

生老病死正如春夏秋冬、花开花落一样，是非常自然的现象，但这是针对自然凋亡而言。对人来说，自然凋亡就是无病无痛、无疾而终；而病理死亡则是提前得病、提前衰老、提前死亡。谁都愿意自然凋亡，但为什么在生活中，大多数人是病理死亡呢？原因就一条，即人们违背了自然规律，最终受到了自然的惩罚。

健康有四大决定因素。一是内因，即父母的遗传因素，占15%；二是环境因素，其中社会环境占10%，自然环境占7%，共17%；三是医疗条件，占8%；四是个人生活方式，占60%。前两项共占32分，是我们无法控制的；在后两项共68分中，医疗8分，仅占12%，而生活方式60分，占了88%，接近九成。由此可见，"若想寿而康，九成靠自己"。

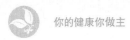

具体说来有以下四点：

一、合理膳食

请记住三句话："什么都吃，适可而止，七八分饱。"这样做，什么营养都有了，因为营养是互补的，但一定要有节制。

二、适量运动

体育运动带来的益处不必多言。其中，步行是最好的运动，也是适合最多人群的一种运动，且简单易行、经济安全。

三、戒烟限酒

很多人并不确切了解吸烟酗酒的危害，但事实一再证明，吸烟酗酒是非常不健康的生活习惯，应从小远离。倘若已染上这一不良嗜好，应尽量戒烟限酒。

四、心理平衡

所有健康长寿处方，心理平衡是第一重要的。有了心理平衡，才能有生理平衡；有了生理平衡，人体的神经系统、内分泌系统、免疫功能、各器官代偿功能才能处于最佳的协调状态，一切疾病都能减少。心理平衡并非心如古井，更不是麻木不仁。心理平衡是一种理性的平衡，是人格升华和心灵净化后的崇高境界，是宽宏、远见和睿智的结晶。

推荐一个心理平衡特效配方，它不需费用，人人可学。这就是"四君子汤"：

"君子量大，小人气大；君子不争，小人不让；

君子和气，小人斗气；君子助人，小人伤人。"

本方中，君子的品质为：量大不争，和气助人。虽然只有 8 个字，却有极丰富的底蕴和哲理。

愿文明生活的十六字箴言伴终身，健康快乐每一天。

# 17

# 幸福人生：需要"抗折能力"

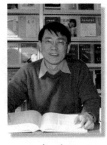

> 施慎逊 > 中华医学会精神病学分会主任委员，复旦大学附属华山医院精神科教授、主任医师。

近年来，社会上发生的一些事引起了大家的广泛关注。一位留学生，可能是遇到了挫折、心情不好，与母亲发生争执，竟然动手刺伤了母亲。还有一对年轻的夫妻，因为某些原因发生激烈的争吵，结果丈夫一气之下将孩子摔到了楼下。类似的事情还有不少。

这些事件，都可以部分或全部归结于心理健康这个关键问题。实际上，在快速发展和充满竞争的当今社会，人们越来越体验到心理健康的重要性。

什么是心理健康呢？简单地说，心理健康就是大脑对客观世界的反映和自我调节都处于完好的状态（这句话的含义可能需要花点时间去慢慢理解和体会）。客观实际中，这种完好的状态经常被打破，并不容易得到维持。因为生活并不是一帆风顺的，常常会遇到各种阻挠，人们会体验到不

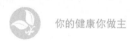 

快、痛苦和苦闷，换句话说是遇到了挫折。

导致挫折的原因很多，客观因素包括社会环境和自然环境的影响，如人际关系紧张、婚姻恋爱纠纷、家庭矛盾、自然灾害、环境污染等。主观因素包括躯体方面和心理方面，如容貌、身高、体形、个人能力、人格特点、情绪等。这些主观和客观的原因，很多时候并不容易改变，所以挫折是难免的。

挫折可以磨练意志，使我们从失败中吸取教训，增强适应能力。心理学家认为，人的成长过程中是一定要经历挫折的。挫折经历太少，人的挫折忍受力会很低，在日后的生活中就不知如何应付挫折。但是，面对挫折，一定要具备一定的抗挫折能力，否则就可能出现心理不健康，进而引发一些不良的事件。事实上，对挫折的忍受力不同，对挫折的感受程度不同，导致的结果也可能截然不同，并直接影响其躯体健康和心理健康。

如何保持心理健康呢？答案就是培养和增强对挫折的忍受力。对挫折的忍受力增强，将有助于心理与环境之间的协调，提高心理素质，促进身心健康。

首先要特别提醒一点，无论在工作还是生活中，制定目标时都应该量力而行，目标应根据自身的条件和达到目标的可能性来确定。如果目标过高，就必然会产生挫折。

如何提高个人抗挫折能力？以下是我总结的一些具体措施，大家可以在实际生活中加以实践：①接受现实，采取积极的态度，寻找解决问题的办法和措施。②积累应对挫折的经验，增强适应能力。③建立和维持良好的社会支持系统，比如，遇到挫折时能得到亲朋好友的关心和支持等。④合理运用心理防御机制。心理防御机制是人为了应付心理压力或挫折和适应环境，而在不知不觉中使用的一种策略。能使人心安理得，减轻由于心理压力或挫折而引起的紧张、不安、焦虑、抑郁和痛苦。常见的心理防御机制有否认、投射、压抑、合理化、升华、幽默等，以后有机会专门介绍。大家可以学习研究一下这些方法，并在遇到压力时合理使用。⑤塑造健康的性格、坚定的信念和顽强的意志。⑥加强体育锻炼，培养良好的体魄和健康的爱好。

# 18

# "保健四字诀"，有助呵护健康

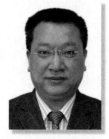

> 刘继红 > 华中科技大学同济医学院附属同济医院副院长，泌尿外科教授、主任医师、博士生导师，中华医学会男科分会副主任委员，中华医学会泌尿外科分会男科学组副组长，中国医师协会男科医师分会副会长。

作为一名从医多年的医生，经常听到有人提问：防病保健有什么诀窍？你是医生，在这方面一定知道很多吧。的确，健康是人生存与发展的基础，非常重要。那么，如何才能维护好健康呢？根据从医多年的临床经验和个人体会，我总结出以下 5 条"四字诀"：善待压力、饮食有方、适度运动、远离烟草、及早就医。"四字诀"简单易记，大家在日常生活中尽可能按这些原则去做，相信会对维护健康非常有益。

**善待压力** 生活中，家庭矛盾、名利纷争、下岗待业、人际关系紧张等因素难免，这些因素均可能使人们陷入不良情绪。而精神上的压力、痛苦会危害健康；心脑血管病、糖尿病、胃与十二指肠溃疡、抑郁症、焦虑症、肿瘤等，均与不良情绪有关。良好的个性、处事能力以及人际关系是衡量心理健康的主要标准。因此，在社会压力日益增大的情况下，必须学会减压和劳逸结合。具体可以尝试：①热爱自己的工作，并从工作中得到乐趣与满足。②面对现实，以平和的心态对待名利与得失。③进一步认识自己，悦纳自己，学会与人为善。④妥善处理家庭矛盾，拥有健康和谐的家庭生活。

**饮食有方**　现代医学证明，高血压、溃疡病、脑血管意外、心肌梗死、糖尿病、肿瘤等许多慢性疾病与不良饮食习惯有着密切关系。防治这些疾病最根本的方法就是日常要有健康的饮食行为：①膳食多样化，以谷类为主。②多吃新鲜蔬菜、水果、薯类，适量吃鱼、禽、蛋、瘦肉。③食不过量，每天足量饮水，限量饮酒。④吃新鲜卫生的食物。

**适度运动**　据统计，目前约68%的人未达到推荐的有益健康的体力活动量，31%~51%的人体力活动不足；22%的冠心病、11%的缺血性卒中、10%乳腺癌、16%的大肠癌均由缺乏体力活动所致。具体有以下几则建议：①每个成年人每一天都应该有累计30分钟的中等强度的体力活动。②若以保持健康体重为目的，则每一天必须有60分钟体力活动。③要根据年龄及身体状况进行体力活动，提倡步行、骑车、慢跑、跳舞、游泳等中等强度或低强度的运动，一般每周3~5次，每次30~60分钟。

**远离烟草**　吸烟可以损害几乎人体的所有器官并引发疾病，二手烟还可对周围的人产生不良影响。吸烟者要设法戒烟，并积极响应并遵守我国室内公共场所从2011年5月1日起全面禁烟的规定。

**及早求医**　人的一生患病在所难免。任何疾病都有一个发生发展的过程，尽早科学治疗可及时终止疾病发展，最大限度恢复健康。具体建议有：

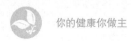 

①每年至少主动进行一次健康体检，及时发现疾病和潜在的致病危险因素，针对性采取干预措施，防患于未然。②切勿轻信医疗广告。③发现疾病应及早到正规医疗机构，并在医生的指导下行科学规范治疗。④切忌有病乱投医和滥用抗生素，以免耽误治疗。

# 19

# 扫除无知，奔向健康

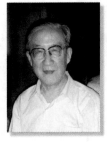

> 冯新为 > 华中科技大学同济医学院教授，病理生理学专家。

　　说起人民健康、医药卫生，人们往往首先会想起医院，想起医学研究机构、卫生行政机构、防疫机构、社会医保、公费医疗等等。这些，无疑是非常重要的。问题在于，只有这些，或者仅仅依靠这些，是否真能使千百万人民提高健康水平，防止各种疾病，延长平均寿命？回答是，很难说，甚至是否定的。

　　人的健康是由四个因素决定的：一是遗传，占 15 分；二是环境，占 17 分，其中社会环境 10 分，自然环境 7 分；三是医疗、医院、技术，占 8 分；四是个人生活方式、生活行为，占 60 分。说明一个人健康的"钥匙"，主要掌握在自己手中。

　　生活方式、生活行为良好，就大大有利于健康长寿。反之，后果就可能十分严重，而不良的生活方式、生活行为，又与医药卫生常识的缺乏密切相关。

例如，土耳其曾有个小女孩因亲吻了一只病鸡而感染了禽流感致死；不少吸毒人因共用注射针头注射毒品而染上艾滋病。还可以举出很多这类病于"无知"的例子来，我姑且把这种"无知"称为"盲"。

1. 吃盲：表现多种多样，主要是"过饱"和"偏食"。不少人大吃特吃，非但三餐过饱，还要加上宵夜，而且吃的是肉多、油多、粮少、蔬菜少、水果少。结果是肥胖病、心血管病、糖尿病病人增多。据世界卫生组织的调查，23% 的中国人（近三亿！）体重超标，7% 的中国人（9 100 万！）肥胖。 2000~2003 年 35~64 岁死于心血管病的病例，中国是 22%，美国只是 12%。

2. 动盲：就是不懂得"生命在于运动"，他们一不动体，二不动脑。出门就坐车，上二楼也要乘电梯。双休日，整天坐着打牌、看电视。日子久了，"动盲"就会成为"吃盲"的"帮凶"，共同造成许多上述的"富贵病"。不动脑，就是"饱食终日，无所用心"。要知道，作为全身"司令部"的大脑，如果老不用，老不"动"，就会"废退"，全身就容易"衰败"。

3. 烟盲：就是对吸烟的严重危害性没有足够的认识，不知道吸烟可以引起癌症（特别是肺癌）、冠心病、慢阻肺等致死性疾病。我国烟民现达 3.2 亿人，每年死于吸烟有关疾病的人早已超过 200 万。有不少人也知道烟害之烈，但瘾已上身，"欲罢不能"，于是"听天由命"，多么危险！

4. 气盲：就是对生气等不良情绪的危害性无认识，动辄生气、动怒、发脾气、暴跳如雷，想不开、烦闷沮丧、思虑过度、忧郁等，这都可能甚至足以致病、减寿、致死。

对于这些"盲"，大医院有办法吗？没有！ CT、磁共振、B 超能解决问题吗？当然不能！在此，医学科普却能够"大显身手"。通过各种渠道，包括广播、电视、网络、报刊等等，向广大民众进行及时的、卓有成效的医学科普宣教，让他们认识到这些"盲"的危害性，从而摒弃不良生活方式、生活行为，建立起良好生活方式、生活行为，就可能使千百万人避免"无知病"和"无知死"。

所以，凡是与医药卫生、人民保健有关的一切问题，都应成为医学科普的题材，尤其要针对上述的各种"盲"，各种"无知"开展工作，要教会人民怎样吃、如何运动、如何戒烟、如何做到心理平衡等等。这些可不是"老生常谈"，而是"保健必谈"，而且要年年讲，月月讲，天天讲。群众也要天天读、月月读、年年读，这样才能少跑医院，奔向健康。

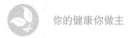 

# 20

# 掌握 4 条养生心得

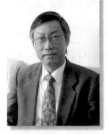

> 蒋健 > 上海中医药大学附属曙光医院主任医师、教授、博士生导师，教育部全科医学教学指导委员会委员，全国中医药高等教育学会临床教育研究会副理事长。

经常有人问我：您是学中医的，临床经验非常丰富，一定对保健、养生很有心得，您认为应该如何维护健康？我针对这个问题做过一些思考，认为以下 4 点至关重要。

首先，要重视体育锻炼。由于生活方式的改变，现在人们运动少了，但这么做很不合适。根据个人临床经验，运动对健康极其重要。毫不夸张地说：运动是"王道"。体育锻炼不仅能强身健体，而且对个人心理健康也能产生良好作用。比如，一个有抑郁情绪的人，参加一下体育活动，出出汗，心情就会好很多。根据国外的研究结果，运动确实可以诱导某些生理变化，进而对情绪产生积极影响。建议个人根据自己的性别、年龄、身体状况等，参加强度适合的体育锻炼，并长期坚持。其效果比服用保健品要好很多倍。

其次，要保持心理健康。据调查估算，由于生活方式、生活节奏的变化，现在 60% 的人不同程度地存在心理问题。从个人临床实践来看，也确实是这样。医生除了给病人诊疗之外，经常还需要给予心理辅导。前不久就碰到这样一个病人。她是位中年女性，来看病的原因是感觉两肋不适、睡眠不好、胸闷气短等。在排除了器质性疾病之后，通过望闻问切，我注意到她面部肌肉有些僵硬，直觉告诉我这可能是她长期缺乏笑容导致的。人到中年，夫妻关系往往容易出现一些矛盾，我就试着问她家庭关系如何。结果，她一下就哭了出来，说夫妻关系僵化已好长时间了，丈夫在外"寻花问柳"，她想离婚，又下不了决心，为此一直心情郁闷。我告诉她：很多心理问题都是因为不能接受、正视现实，无法决断而导致的。针对她这种情况，要么接受丈夫那样做的现实，要么就离婚。如果在两者之间不能取舍，就会导致目前这种糟糕的心理状态，长期下去必然会影响健康。这只是一个例子，事实上，现在因为工作、生活、家庭等各种因素导致心理紧张的人越来越多。做好心理调适，对维护健康非常重要。

另外，要重视"食补"，合理饮食营养。最近遇到一位患者，她来门诊要求开点中药补补身体。经过询问，发现她平时饮食不平衡，一段时间以来只吃素，因为感觉身体状态不是很好，希望吃点中药补一补。虚则补之，但经过诊断，她并没有存在"虚"的问题。根据原则，不虚就不需要补；即使是"小虚"，也不必药补，完全可以通过食补加以调理。有病当然要服药，但实际上，一般人维护健康，更重要的是饮食营养平衡。这位患者长期吃素，可导致某些营养素的缺乏，药补不如食补。

最后，有疑问要多向医生请教。目前各种涉及保健、医疗的广告宣传很多，其中不乏夸大、虚假内容，老百姓由于缺乏专业知识，往往很难鉴别其真伪。因此，应该持审慎的态度，多问问医生。比如，有人说吃绿豆能治好糖尿病，可请教一下治糖尿病的专家，医生肯定会告诉你这是无稽之谈。

# 21

# 读好书才能养生

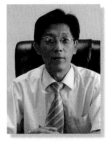

> 王国辰 > 中华中医药学会副会长兼秘书长，曾任中国中医药出版社社长兼总编辑、编审。

几个月前，一位移民美国的老同事回国探亲。聚会时，一向对中医不甚"感冒"的他忽然主动地向我索要中医养生保健读物，并讲如今洋人笃信中医，闻之令人振奋。然而时隔不久，国内的"养生乱象"即被各种媒体曝光，令我这个中医出身的专业出版人深感痛心。

近年来，人们对健康长寿的愿望与日俱增，养生保健类图书热销、同类电视节目热播。然而就在"刘太医"、"林光常"等伪中医、伪科学事件逐渐淡出之际，又出现了张悟本之流的新的"养生乱象"。这不得不让人深思：为什么类似事件不断发生？"乱七八糟"的养生图书还能看吗？

客观地说，近年来各级各类出版社及媒体机构推出了大批优秀的养生保健类图书及电视节目，极大地满足了百姓的需求。但其中也有一些单位

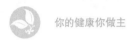

和个人不顾社会责任与职业道德，盲目地追逐利益最大化，推出了一些不科学、不严谨甚或是伪科学的产品。

那么作为读者，面对林林总总的养生保健类图书，又该如何选择呢？我以为可以从以下几个方面着手：

一看出版社。一般说来，专业出版社出版的图书较为可靠。一方面，专业出版社的专业编辑有医学专业学历和经历，有专业鉴别能力；又具备编辑资质，能够较好地把握内容的科学性。另一方面，执行的是严格的图书三审制度，初审、二审和终审分别由不同资历的专业编辑把关，即使一个环节出现疏漏，也能在其他环节上及时发现。最后，严格的质量检查也是由高水平的专业人员承担。几个环节下来，一般不会有问题。

二看作者。养生保健类图书事关人的生命，是一种特殊商品，作者应该有可靠的医学背景，比如是国家认可的医学专业院校毕业，或有执业医师资格。这样的作者比较严谨，所写的内容在科学性上有保证。当然，自学成才者也可能写出科学性很强的科普著作，但那是特例。

三看内容。图书出版以内容为王。有人会说，一般读者怎么有能力评判内容呢？大家可以尝试从以下几方面来初步判断：一看内容前后是否连贯，所讲的内容是否比较成体系；二看内容来源，是从报章、图书中收集、整理而成（俗称攒书）的，还是作者原创的；三看是否有过激或明显错误或有悖常理的观点。

一般地说，科普类图书应以通俗的语言讲解科学的专业知识，内容前后连贯、系统性较强，观点或方法符合常理，不偏激过度。医学科普图书更应传播言之有据的知识，对个案报道、个人经验应加以说明；一些学界尚有争议的内容，则不宜写进书中交由读者去把握、去尝试。

　　最后，中医理论讲求因人、因时、因地制宜，一种养生保健方法不可能适合所有人。因此，面对众多的养生保健方法，一方面要用中医讲求阴阳平衡的理念去理解，另一方面又要根据自己的情况去选择，这样才能达到最好的效果。

# 22

# 把握好生活节奏

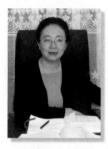

> 肖泽萍 > 上海市食品药品监督管理局副局长，曾任上海市精神卫生中心院长、上海市卫生和计划生育委员会副主任等职。

　　现代人之所以累，其中一个原因就是"时间就是金钱、时间就是效率"的观念不仅印在脑海里，而且已溶入血液中。"快节奏"在某种程度上会使人们生活中的心理应激因素明显增加。举个大家容易理解的例子：在一些突发的重大灾难如美国"9·11"、印尼的海啸或空难、矿难、火灾、车祸后，亲身经历者可出现明显的心理问题，因为重创在他们的大脑组织结构上留下永久的"疤痕"……但除了这种"重创"之外，日常生活、工作中的压力引发的诸多心理应激因素积聚到一定的时候，同样也会引发一些心理问题，人群涉及各行业、各阶层、各年龄段。

　　举一个例子：某高校一青年教师因工作出色，获得到香港进修的机会。在香港，他硬是把别人 3 个月才能完成的工作 1 个半月内就完成了。鉴于

他的突出表现，港方决定延长其工作时间，孰料刚接受邀请，身体就"罢工"了：突然间出现胸闷、胸痛、心区难受、头昏眼花等"焚尽综合征"的典型表现。所谓"焚尽综合征"，心理学上将之定义为：在过度工作后不作相应调整，导致精力殆尽，即使面对有兴趣的事也提不起精神，只感乏力、倦怠……

压力无处不在，适当的压力有正面作用，但切不可积聚压力。面对压力，我们要学会调整自己，把握好生活节奏，在工作之余形成一个生活调适的平台，注重享受精神生活，建立好的生活模式，让自己慢一些、"悠着点"：如在快节奏的工作之外，不妨找三五知己，喝喝茶聊聊闲话，或看个展览，听听音乐；平时多问自己，"我愉快吗？我开心吗？"做些自己喜欢做的事；周末要学会丢开工作，与家庭成员休息嬉戏……

今天的人们，要学会过一种张弛有度、富有弹性的生活。

# 23

# "食育" 不可小视

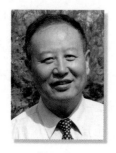

> 李里特 > 中国农业大学原副校长、食品工程学教授，曾任中国农学会副会长、中国食物与营养咨询委员会副主任等。

生活好了，食物充足了，但人们的高血压、高血脂、糖尿病等一系列慢性病的患病率却在迅速上升。社会小康，反而身体不健康，问题出在哪里？很大一部分原因出在"吃"上！

吃，人的本能，似乎是与生俱来、不学自通的本事。其实，吃饭不仅仅是填饱肚子，它是有很多讲究的。一个有关饮食行为的教育——"食育"开始受到关注。

其实，在没有"食育"这一概念以前，就一直存在着食育，即我们每个人从母亲那里开始的饮食习惯的建立与培育。母亲做的饭菜口味，几乎对每一个人都是终身的偏好。但在今天，食育被赋予更多更新的内容——以科学的营养知识、适合本国国情的先进文化，通过各种形式，让国民养成良好的饮食习惯。

　　说起来容易，但真正实践起来并非易事。例如，许多人虽然有正确的营养知识，但往往抵制不住偏食、饱食的诱惑，最终没能避开生活方式病的危害。拿抽烟来说，一旦养成了嗜烟的习惯，即使明白吸烟的危害，也很难戒掉恶习。因此，食育不仅仅是通常所说的营养知识普及，而是还要通过许多吃的实践，使每个人形成对健康美味的牢固印象，使人们把良好的饮食习惯、对健康有益的食谱和摄食方式，变成自己的嗜好习惯，自觉地体现在日常生活中。也就是说，使每个人通过愉快、简单的教育，把健康科学的饮食方式变成自己终身的嗜好习惯。

　　食育的做法是每个人都要通过食育的活动，给自己留下一系列健康美味的记忆。例如：咖啡、茶、酒等嗜好食品，有的人非常喜欢，这就是已经在一些场合，对这些东西形成了愉快的记忆；还有许多人，包括儿童，因为并没有这方面愉快的记忆，就不会喜欢，甚至会厌恶。实际上许多有益于健康的食品，例如豆腐、粗粮、蔬菜等都需要通过愉快的记忆，使人们形成对它的牢固嗜好。因此，食育不是枯燥的知识学习，而是满足身心需要的愉快实践。例如：有的地方组织儿童自己用石磨磨豆浆、点豆腐，通过比赛看看谁做的方法更好、味道更香……这样一来，孩子们就会对豆腐、豆浆产生特殊感情，养成喜吃豆腐的习惯；经常组织儿童参加农业种植、食品制作等活动，自己种的东西，自己烹饪的食物，吃起来会特别香，同时也会形成珍惜食物的习惯。

　　"食育"是全民的教育，但最为有效的食育应该从婴幼儿开始，甚至包括教育未来的母亲懂得正确的孕期营养和育儿知识。

　　作为中国人，我们还应警惕穷奢极欲、饕餮暴食的不良食习。中国的宴会排场、餐桌浪费远远大于许多发达国家，可我们的自然资源远非用之不尽，甚至已显露耗竭。因此，古人"谁知盘中餐，粒粒皆辛苦"的食育名言，更需今人的深思与坚持。

# 不要颠覆牛奶对人类的贡献

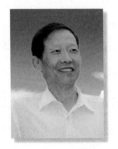

> 程义勇 > 军事医学科学院研究员、博士生导师，中国营养学会前任理事长。

近年，对牛奶这种常见食品的评价出现了种种互相矛盾的说法。一方面，西方国家某些专家的研究资料不时报道出牛奶有害的信息。例如，有的研究证明，实验大鼠大量摄入酪蛋白有促癌效应；欧洲的研究表明，摄取过多乳制品会增加妇女卵巢癌的危险；美国的调查提示，摄入牛奶可能与糖尿病的发生有关……另一方面，各国的营养学界在上述资料发表的同时，却仍然积极地向大众介绍牛奶的营养价值，建议经常食用奶类食物。

牛奶到底是有益还是有害？面对这样多互相矛盾的信息，我们到底应该听谁的？

科学研究属于探索未知的活动。每天都有大量的营养学研究信息在各种报刊或电台、电视台上发表，带给我们耳目一新的消息。但是，其中相当多的研究报告是初步试验资料，只能给进一步的研究提供一些线索，远未达到指导饮食实践的程度。在"牛奶有害"资料发表的同时，也有数以百计关于牛奶有利人体健康的科研成果发表。由于负面的资料容易引起社会的重视，许多媒体也愿意登载这些"新闻"，所以人们经常关注那些新奇的、"颠覆性"的报道资料，而忽略了比较和鉴别。因此，我们看到这些研究资料时，必须具有一定的识别能力，以免因轻信而被误导。

近几年，在国内外营养学界日益受到重视的"循证营养学"，为解决这类悬而未决的问题提供了一个有效的工具。按照"循证实践"的观点，研究得到的证据具有不同的论证水平。只有全面、系统地收集、整理和应用最好的研究证据，才有可能对大众的膳食实践做出科学的指导。例如，许多"牛奶有害"的研究报告都在美国发表，但是美国的"膳食指南"中却仍然强调乳制品的营养重要性。其中明确指出，"乳制品的摄入关系到整体的饮食质量，以及许多营养物质的充分摄入。成年人和儿童不应该因为顾虑体重增加而回避牛奶和乳制品"。该"指南"由美国营养学、医学、卫生学等领域数十位著名的专家制订。他们系统地收集、比较和整理了大量的研究资料，包括"有益的"和"有害的"的研究资料，最后由美国卫生和公共服务部与农业部联合发布"膳食指南"，远比那些个别实验室发表的单个研究报告具有更充足的科学性和权威性。

动物的乳汁本来不属于人类的食物。但是人类通过长期的实践发现了这种食物在口味和营养方面都具有无可比拟的优越性，就把它变成了自己的日常饮品。近代的大量营养学资料证实，牛奶、羊奶等动物乳汁是仅次于人乳的优质食物，特别是其中的优质蛋白和丰富钙质，更是保证少年儿童得到良好发育的有力保障，也是成年人获得丰富营养的便捷途径。牛奶对人类营养与健康的贡献经过了长期的实践检验，今后也必将继续做出贡献。

任何食物都有益和害的"两面性"。肉类食物中的饱和脂肪，蛋类食物中的胆固醇，甜食中的糖、咸食中的盐，都与慢性病的发生关系密切，我们不可能对这些食物全部弃之不用。我们提倡的是"平衡膳食"。

# 25

# 健康血压从限盐开始

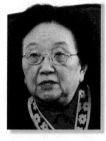

> 刘力生 > 中国医学科学院阜外医院教授，曾任世界高血压联盟主席、中华医学会心血管病学分会主任委员、中国高血压联盟主席等职。

我国有 1.6 亿高血压患者，我们面临着严峻的防治形势，高血压控制不好会导致心脑血管病的发病率、死亡率上升，高血压本身及其并发症的治疗费用也会给家庭和社会造成沉重的负担。要让民众了解到高血压的危害，社会各界的健康宣传十分必要，同时还要告诉民众一些容易实施的高血压预防和控制方法。

我们提倡"健康膳食，健康血压"，就是希望全世界的民众通过对膳食的科学管理来实现血压的健康化或者使血压得到合理控制。

对于中国广大民众来说，"高脂肪、高糖、高盐"的饮食模式应加以限制，它们联合构成了血压升高的"膳食要因"，而盐的摄入量长期偏高是导致高血压的主要原因之一。

世界卫生组织提议，每人每日盐的摄入量由原来的 6 克改为 5 克。然而调查显示，我国北方地区每人每日平均摄盐量为 15~18 克，南方地区每人每日平均摄盐量为 10 克左右。如此看来，中国居民实际摄盐量已大大超过世界卫生组织的建议指标。由于不良的饮食习惯难以纠正，要让所有的人立即达到限盐标准也是不现实的。于是，中国高血压联盟提出了循序渐进的限盐措施。

1. 减少腌制食品的摄入，如酱、酱菜、咸肉等。

2. 少食含钠量高的食物，如添加了亚硝酸盐的火腿肠；加入了小苏打的面食和糕点；等等。

3. 运用其他调味品弥补限盐后的口感需求，如醋、番茄酱等。

4. 对摄盐量高的人群，可以先减少常规摄盐量的三分之一，不必立即限盐到每人每日 5 克。比如，某人估算自己的每日摄盐量为 18 克左右，那么，他应该先减少到每日摄入 12 克盐，以逐步过渡到正常摄盐量。

限盐要从娃娃抓起。如果从儿童期起就摄入高盐膳食，他的味蕾也将对高盐膳食形成习惯，导致其成年后继续偏爱高盐膳食。

限盐不仅仅是个人的事情，政府和学术机构有义务倡导和引导民众采取低盐膳食模式。比如，中国高血压联盟与有关政府机构一起，向全国部分地区家庭发放"限盐勺"，帮助他们掌握每日用盐量。

当然，限盐举措不能矫枉过正，中国高血压联盟建议，居民每人每日摄盐量不应低于 3 克。因食盐中的钠离子是维持正常生理代谢的重要物质，钠过低也会造成生理代谢紊乱。

限盐只是控制血压措施之一，与限制高脂肪和高糖饮食相比，限盐效果更直观、更易操作，是中国民众健康膳食的第一步！

# 26

# 别以为"睡不好"就是失眠

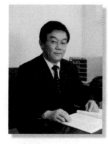

> 徐建 > 上海市中医医院主任医师、教授、上海市领军人才、全国名老中医学术经验传承人,上海市中医医院睡眠疾病研究所所长,中国睡眠研究会副理事长,中医睡眠医学专业委员会主任委员等。

良好的睡眠是人类孜孜以求的幸福梦想。在人生的旅途中,有三分之一的时间是在睡眠中度过的。我国古代养生学者早就有"不觅仙方觅睡方"的名言;英国大戏剧家莎士比亚将睡眠誉为"生命筵席上的滋补品";世界卫生组织将"睡得香"定为衡量人体健康的标准之一。然而,如今不仅许多中老年人有睡眠障碍,连风华正茂的青少年也常说睡不好。

"睡不好"就是失眠吗?非也。睡不好,即睡眠障碍,一般有三种:第一种是睡眠不足,也就是我们平时说的失眠;第二种是过度睡眠;第三种叫异态睡眠。

睡眠不足又分为主动不足和被动不足。主动睡眠不足是自身的一些不良睡眠习惯引起的,如在该睡觉的时候不睡觉、白天长时间睡觉、睡前喝

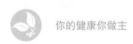

咖啡或浓茶等。被动睡眠不足是指失眠的人没有办法控制自己,一晚上醒来好几次,或者整夜都睡不着。在这部分人中,有些可能是精神方面的问题,因焦虑、抑郁等影响睡眠,另外有些躯体疾病也会引起失眠。

过度睡眠的人,怎么也睡不够,早上起不来,要注意排除原发病,尤其是内分泌系统疾病和中枢神经系统疾病。有一种比较严重的情况,叫发作性睡病。我曾接诊一位病人,他经常在开车的时候睡着,开着开着就撞到电线杆了。一开始他没觉得有问题,以为是困了,后来连续几次这样,他才意识到有问题,在有睡意的时候马上把车停在路边。通过脑电监测和其他检查,他被诊断为中枢神经损害导致的发作性睡病。

异态睡眠,主要指睡觉的时候有一些症状,比如睡着睡着滚下床、磨牙、打人,有时候老伴在旁边睡着,被打醒。还有睡眠呼吸暂停、不宁腿综合征,等等。

如此各种"睡不好",无疑会直接影响生活质量,间接加重或诱发某些躯体疾病。病人很着急,急于用药,我在门诊中就经常被病人问:"我是不是很虚?要不要吃点人参补补?"实际上,现代人多营养过剩,体质健旺的人如果吃人参,吃后肯定亢奋,更睡不好。病人说:"那我不吃人参,改吃党参吧?"可是,若不对症,党参也会影响睡眠。病人又说:"现在流行枫斗,吃这个总没问题吧?"我只能说,瘦、口干、舌苔不腻者,吃点枫斗还可以;如果是胖、舌苔又厚腻者,吃枫斗反而无益。

病人见我反对他乱进补,又会说:"那我睡前喝牛奶吧?听说牛奶能治失眠。"我的建议是,你要喝就喝吧,但是希望你早点喝,特别是起夜多的人,不然喝了一肚子奶,不停起夜,反而影响睡眠。

总之,睡不好不等于失眠,睡不好也不要乱吃药、乱进补。轻度睡眠障碍病人,只要通过自我调节,或稍微使用一些中药进行干预,就可以有效缓解。重度睡眠障碍病人，必须经过专业医生的诊治，坚持正规治疗。

　　根据我们医院睡眠疾病研究所的临床观察，近两年女性就诊者明显增多。其原因可能是女性的精神承受能力比男性差，再加上家庭负担重，部分女性又值更年期，生理功能衰减，多重因素造成了女性病人多于男性，这一现象值得重视和深入研究。

# "富贵"不得"富贵病"

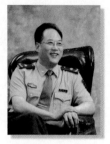

> 景在平 > 海军军医大学附属长海医院血管外科主任、教授、主任医师、博士生导师，上海市血管系统疾病临床医学中心主任，全军血管外科研究所所长。

景在平

一个世纪前，中华民族积贫积弱，老百姓填不饱肚子、营养不良，传染病肆虐。当时，由于结核病泛滥成灾，中华民族"获得"了一个屈辱的"绰号"：东亚病夫。一种疾病、一顶帽子，一戴就是百余年。

今日中国，国富民强，人们的生活有了很大改善，吃饱、住好早已不成问题。然而，富而不贵不算富贵，饕餮贪饱不等于吃好。如果说结核病是昔日贫穷病的代表，那么血管病已日渐成为今日"富贵病"的典型，正日益呈现出高发病率、高致残率和高致死率的"三高特点"。

血管病主要可分为动脉系统疾病和静脉系统疾病两大类。其中，动脉系统疾病可分为动脉阻塞病和动脉扩张病两种；静脉系统疾病可分为静脉阻塞病和静脉倒流病。大家熟知的冠心病、心肌梗死、中风、动脉瘤、静脉曲张等，都属于血管病。

血管系统是所有物质代谢的"基地"，血管病的发生发展与动脉硬化有着非常密切的关系，而"八高一少"——高血糖、高脂血症、高肌酐、高尿酸、高血压、高血黏度、高体重、高心理压力、运动过少，就是导致动脉硬化的"罪魁祸首"。

以前，我们往往认为富贵病好发于"三老"人群，即老领导、老知识分子和老板。如今，血管病正向"第四老"人群——老百姓发展，日趋"全民化"。当然，富贵病并非中国有，世界各国血管病的发病率都呈快速上升趋势。

想要"富贵不得富贵病"，办法无非是"一防二治"。预防之道可简单概括为四句话："管住你的嘴，迈开你的腿，适当用点药，尽量多喝水。"当血管病变比较严重，靠吃药无法解决问题时，则需要及时进行手术治疗，治疗原则可略述为七个字"一早二微三个体"，及早治疗、微创化和个体化。

从"民族符号"上说，我们中华民族不应该从贫穷的"东亚病夫"一下子变成富贵的"血管病夫"。作为临床医生，我们的任务有三：一是治病救命；二是吆喝防病，包括抽空写这么一篇小短文；三是尽心提醒，尽量使病家少走弯路少花钱，少受痛苦少折命。最终目的是希望大家"富贵不得富贵病，切实保持血管通"。

# 心理健康：功夫在平时

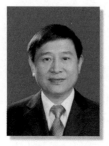

> 赵靖平 > 中南大学湘雅二医院精神卫生研究所主任医师、教授，中华医学会精神病学分会前任主任委员。

我是一位从事精神科临床工作数十年的医生，一直很想谈谈精神、心理健康的问题。说到心理健康，就不得不提世界卫生组织给健康的完整定义："健康不单纯是没有疾病、不虚弱，而是在身体、心理和社会适应方面都处于完好状态。"也就是说，一个人必须身体健康、心理健康、社会适应能力良好，才算得上真正的健康。对于身体健康，大家都易于理解，但对于心理健康，人们往往不重视。

根据我长年从事精神医学的观察结果，心理健康问题迫切需要关注。现在，儿童的行为问题、学生的心理卫生问题、中青年人的心理压力、老年期精神障碍、酒精毒品滥用以及自杀等问题明显增多了。手里的数据可以作为佐证：目前中国近 1.7 亿人被各种程度不同的精神心理障碍所困扰！

我在临床实践中很深的体会是：心理疾病也与躯体疾病一样，是因为大脑的功能与结构等发生了一些异常改变，患者表现为语言、行为、思维等异常。因此，维护心理健康，很多方法与维护躯体健康的方法是一样的。大家都知道，预防躯体疾病，最主要的是靠平时保持良好的生活方式。其实心理健康也一样，重在平时的功夫。

首先，任何时候，都要对生活充满信心，多看生活中充满色彩的一面。尽量做到性情平和，心胸开阔，情绪乐观，要主动去寻找生活中的乐趣。生活既丰富多彩，同时也充满坎坷和烦恼。不必为小事烦恼，可通过各种健康的途径（如找人倾诉等）把不良情绪及时释放出来，保持一份好心情。这种对生活乐观的态度，特别要靠平时的自我培养，要在平时就养成这种良好的"心理卫生"习惯。

其次，无论哪个年龄阶段的人，都要注意联系老朋友，还要结交新朋友。因为人是社会的人，心理健康离不开良好的人际关系，而这一点也要在平时就多下功夫。比如，经常和好友聊天谈心，交流思想感情，做到生活上互相关心帮助，思想上沟通交流。要在集体活动和人际交往中取长补短，通过参与此类活动，使自己心情舒畅、生活愉快。家庭成员要互相关心，不但在物质上关心，更重要的是在心理上相互理解和支持。这些都要在平时多留心、多培养、多下功夫。

每个人都应当根据个人身体条件和兴趣爱好，把业余生活内容安排得充实些，如练书法、学绘画、种花养鸟、读书报、看影视剧等。这样既可舒展心灵，又能达到珍惜时光、学习新知识的目的，使生活更有意义。适当参加体育运动，既能增强体质，又能改善心情，能有效地延缓记忆力、思维能力和精力等高级心理功能的减退。这些活动，平时每天都要去做，

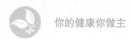 

持之以恒。

此外，每天都要学习，即使你不再是学生，但学习是平时不能缺少的。因为，学习不单纯是为了记住新知识，更重要的是通过这种方式陶冶自己的情操，使自己的精神境界不断发展，增强承受心理刺激的能力。

最后，平时要多摄取优质蛋白质，多食用富含维生素、低脂肪的食物（如蔬菜水果等）。身体健康、精力充沛才能保证心理健康。

总之，保持心理健康的方法看似简单平常，其实并不简单，因为要求个人在平时的每一天都要下功夫。就像保持良好生活方式之于躯体健康，心理健康也同样贵在平时的功夫。只有持之以恒，每天都做点有利于心理健康的事，才能让心理健康达到良好的状态，同时也促进个人的全身心健康。

# 29

# 精神健康，安享老年

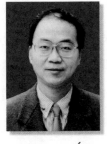

> 徐一峰 > 上海市精神卫生中心院长、教授、主任医师。中国医师协会精神科医师分会会长，上海市医学会精神医学专科分会主任委员。

众所周知，全球目前都面临着人口老龄化的问题，我们国家也不例外。上海市的一项统计结果显示，60岁以上者占到全市户籍人口的约1/4，老龄化问题突出。事实上，国内其他省市区也面临同样的问题。人口老龄化必然伴随各种问题，其中老年人的精神心理健康问题显得特别突出。

人到老年，面临诸多挑战。首先，老年人属于退休人群，而退休意味着他们少了很多资源，包括人际关系方面的资源等。例如，由于不在岗，他们生活中接触的人大大减少，接触社会的机会也减少，由此可导致孤独、寂寞，甚至会产生个人无价值的感觉。

另一方面，老年人的身体功能下降，常患有这样那样的疾病，尤其是

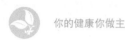

一些慢性病。这些疾病都会不同程度影响他们的生活质量。一些老年人在家庭生活方面也会遇到挑战，如子女不在身边、老人面临空巢问题等。高龄的老年人，还可因为看到旧日好友、同龄人去世，而产生伤感、悲观的情绪。

正是由于这些原因，老年人非常容易发生精神健康方面的问题。医学研究也发现，随着年龄增长，老年人大脑重量变轻、血管老化，导致认知功能下降、记忆力衰退、反应变得迟缓，这就让精神疾患具备了生理基础。在老年人当中，老年性抑郁症和老年痴呆是最为常见的两大精神疾患。老年抑郁症患者，会自感空虚、孤单，可以表现为经常沉默寡言、闷闷不乐、脾气不好、容易发火等，严重者甚至表现得消极、绝望等。而老年痴呆的表现为记忆力下降，其最突出的特点为对最近发生的事易忘记，而对早期的人和事的记忆较少受到影响，严重的甚至忘记关门、关煤气或走失等。对于这两种常见的疾患，大家应该掌握基本的常识，以早期识别、早期治疗。

精神健康，才能安享老年生活。作为子女，平时要关心老人，多嘘寒问暖。即使再忙，也要打电话问候一下老人。老年人除了希望"被爱"，还有"被需要"的要求。因此，建议子女对待和处理一些人和事时，多征求一下父母的意见，让他们感受到他们的意见仍然受到重视、他们仍然"被需要"。还要创造条件让老年人多接触社会。比如，可教给老年人上网、网上支付这些新事物。还可鼓励老年人多从事网上打麻将等智力活动，这还有助于预防或推迟老年痴呆等精神疾病。

我认识的一位老年人，80 多岁了还跟儿子儿媳一起出去旅游，令人钦佩，其精神面貌也很好。就是说，老年人自身要建立良好、乐观的心态，要看到老年时期好的、积极的一面。其实换一个角度看，老年时代也有很多美好的东西。例如，此时没有工作的责任和羁绊，可以充分利用这一时期去做一些年轻时想做又无法去做的事情，如从事自己的业余爱好（画画、写作等），出去旅游、看看大好河山，多交朋友，多参加社会活动等。这种积极的生活态度和行动，都非常有利于保持良好的精神健康状态，让自己享有高质量、健康的老年生活。

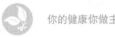
# 30

# 中国人的营养离不开牛奶

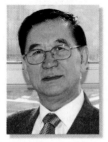

> 葛可佑 > 营养学专家，曾任中国营养学会理事长、中国预防医学科学院营养与食品卫生研究所所长等职。

　　牛奶是一种好东西，营养成分齐全，组成比例适宜，容易被人体吸收利用，因而被誉为"最接近完善的食品"。但是，曾经冒出一位叫林光常的博士，宣扬"牛奶有害论"。他认为"牛奶是牛喝的""牛奶致癌"。 他还搬出了美国康奈尔大学坎贝尔教授的实验结果作依据，说牛奶中的酪蛋白会致癌。

　　坎贝尔教授是一位严肃的科学家，他的实验是：用化学致癌物致大白鼠发生肿瘤，再喂含有不同水平酪蛋白饲料。结果发现，吃含有 20% 酪蛋白饲料能促进肿瘤的发展，吃含有 6% 酪蛋白的饲料没有这种作用。稍有科学常识的人都知道：①"促癌物"不等于"致癌物"，在毒理学中这是两个不同的概念。②动物实验的发现未必适用于人类，不能直接引用。而这位博士居然不顾这些基本原则，歪曲了坎贝尔实验的真相，制造出了耸人听闻的"喝牛奶致癌"一说。

即使按照博士的思路推论，膳食中要达到含 20% 酪蛋白，每天要喝奶 4 000 毫升左右；而每天喝 400 毫升牛奶，膳食中的酪蛋白仅达到 2% 左右，这比 6% 的安全水平还要低很多。据统计，2003 年，世界年人均牛奶消费量为 94 千克，美国是 268 千克，欧盟是 320 千克，日本是 65 千克，而中国只有 13.4 千克。如果牛奶真的致癌，那也应该是发达国家的科学家们先着急！

其实，文献中牛奶和癌关系研究的正面报道远多于负面报道。来自日本、美国、芬兰等国的研究发现，常饮牛奶有助于降低胃癌、结肠癌、乳腺癌等肿瘤的患病风险。近年来，我国科研人员从牛奶中分离出遏制癌细胞增殖的物质。

牛奶还是最好的天然钙原。适量喝牛奶对儿童青少年的生长发育很有好处。日本人原来没有大量喝牛奶的习惯。二次世界大战后，日本政府出资，每天给中小学生免费提供一杯牛奶。1960~1975 年，日本青少年儿童身高每 10 年增长为 2.8 厘米（男）和 2.5 厘米（女）。日本学者称："牛奶似乎是促进身体生长发育最有效食物，日本人以前身材矮小，可能在于其膳食含钙量低。"

美国对乳类消费量与身高关系的研究显示：青春期前每日增加一杯牛奶，可使儿童在青春期身高增加 0.5~0.6 厘米；同时增加喝牛奶的频率者，可使成年后身高增加 0.3~0.7 厘米。《2005 年美国膳食指南》建议：9 岁以上儿童及成人每天食用 700 毫升脱脂（或低脂）牛奶（或乳制品）。

在我国，城市奶类消费量平均每人每天 66 克，农村只有 11 克。我国儿童生长发育虽有进步，但 5 岁以下儿童身高未能达标者仍然占 17% 以上，贫困地区甚至高达到 1/3。我国居民膳食中维生素 A 和核黄素含量普遍偏低，而奶类所含这两种维生素比较丰富。

大量事实让我们相信，中国人的营养离不开牛奶。适量消费牛奶对保障儿童青少年的正常生长发育、提高国民膳食质量、改善民族健康素质具有重要作用。应当大力提高奶类生产和供应，积极宣传奶类的健康效益，为尽快达到"每人每天一斤奶"的战略目标努力奋斗！

# 31

# 新媒体时代，要保护好视力

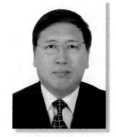

＞ 徐国兴 ＞ 福建医科大学附属第一医院眼科中心主任，教授、主任医师、博士生导师，福建省眼科研究所所长，福建医科大学眼科与视觉科学研究院院长，福建医科大学眼视光学系主任，中国医师协会眼科医师分会常委。

眼睛是获取信息的主要途径，80%以上的生活信息均靠眼睛捕捉。现在，新媒体为吸引眼球，以花样百出的传播手段取悦受众，使我们每一天都置身于眼花缭乱的信息海洋之中。作为科技发展的产物，电脑、手机、iPad（平板电脑）……各式大小屏幕随处可见。新媒体时代不仅改变了信息的获取渠道，也改变了人们的用眼方式。上班族固定在电脑屏幕前办公，年轻人习惯用智能手机上网阅读，就连小朋友也喜欢用电脑打游戏，这使得面临眼疲劳问题的人多到难以计数。

新媒体时代下，视疲劳等症状系内外因素双重作用所致。只要连续2小时以上近距离用智能手机阅读，就可使视力下降。虽然休息半小时后又恢复到正常水平，但是这样的视疲劳累积到一定程度就会导致眼健康受损，出现视力下降、眼眶酸胀、眼痛、眼干涩、流泪等症状。有研究表明，阅读电子书仅为阅读纸质书效率的 60%，而且长期连续注视电子屏幕比阅读纸质书本等界面更容易出现上述眼功能的改变，青少年则更易发生眼调节近点远移、调节幅度下降。因为电子屏幕的光照强度、刷新频率、炫光等与纸质书本等界面有不同的性质，对眼调节产生更多干扰，从而导致调节更容易出现失调，所以更易导致视疲劳和近视眼的发生，也更易出现干眼症。

通常情况下，人的眼睛每分钟的眨眼次数为 20~25 次，而在操作电脑时，由于眼睛高度集中于键盘和屏幕，眨眼次数明显减少，为通常情况的 1/3 或 1/4，因而大大减少眼内泪液的分泌。同时，眼球长时间暴露在空气中，水分蒸发过快而又得不到及时补充，会使眼睛干涩不适。长期如此，就容易造成眼球表面干燥，严重的甚至会损伤角膜。

眼保健的最好方法是不要连续注视电子屏幕。有研究表明，黑底白字可令电脑使用者眼睛舒适，且工作效率提高，原因是黑色与白色是互补色，而且色彩分辨率特别高，可减轻视疲劳。电子屏幕亮度的设定需柔和且不刺眼；注视电子屏幕时，调整一个最适当的姿势不仅令颈部肌肉放松，还可使眼球表面暴露于空气中的面积减到最低；显示屏的光度与清晰度是否适当、环境的光线是否柔和、桌椅的高度及舒适度是否能配合电脑的高度，这些都是保护眼睛所必须考虑的要素。如果视疲劳的症状十分严重且得不到改善，需在眼科医师指导下配合使用人工泪液滴眼剂或睫状肌松弛眼药水。

另外，注视电子屏幕时间歇眺望远方景色或做眼保健操，让双眼获得休息；戴正确度数的眼镜以减少疲劳，等等。这些是"视屏族"应掌握的眼保健基本常识。如果出现眼睛干涩、发红、有灼热或有异物感、眼皮沉重、视物模糊，甚至出现眼球胀痛或头痛，休息后仍无明显好转，则需考虑并非单纯是使用电脑等所引起的视疲劳。此时，应由眼科医师检查，以诊断是否有其他的眼部疾病。

眼睛是我们关注世界的重要"窗口"，保护好"明眸"才能适应新媒体时代的挑战。

# 32

# 在健康问题前，男性同样是弱者

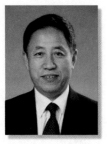

> 王晓峰 > 北京大学人民医院泌尿外科主任、主任医师、教授、博士研究生导师，中华医学会男科学分会前任主任委员、中华医学会泌尿外科学分会常务委员兼男科学组组长。

　　最近，我注意到一个调查数据：男性看病的频率要比女性低 28%。我不禁思考：为什么会出现这种现象？难道男性健康问题真的比女性少吗？

　　答案显然是否定的。数据表明，目前我国男性健康状况并不乐观：男性预期寿命比女性短 6 年；35 岁以下男性患高血压风险远高于女性；多种肿瘤发病率男性都远远高于女性；80% 重病男性患者承认自己因为长期不去医院就诊而延误了病情……

　　我们中国人有一个非常固定的观念：男人是家里的顶梁柱。绝大多数成年男性，都是家庭竞争与发展的"主力军"，每天承受着来自工作与生活方方面面的压力。一些男性患了某种疾病，但因为是疾病早期，不太影响工作，就不顾健康"顽强"劳作。但这么做往往得不偿失，最后可能被高强度的工作和不断加重的身心疾病压倒。

大量调查与统计显示：越来越多的疾病正向男性走来：前列腺疾病（前列腺炎、前列腺增生、前列腺癌）、男性不育、男性性功能障碍、高血压、高血脂、糖尿病、疲劳综合征、肥胖综合征、脱发和秃顶，等等。

在传统文化中，男性的形象是坚强、硬朗。但在健康问题面前，男性同样是软弱的。不能为了"维护形象"而不愿"低下身段"去求医问药。那样，就会导致疾病不能及时得到治疗，轻则影响生活质量，重则延误病情；等到疾病晚期治疗，问题就复杂很多了。

因此，要改变"男性阳刚，健康出问题有损形象"的不科学观念，而应提倡：男性健康同样需要用心呵护！作为男性，首先本人要具有追求健康的强烈意识，那样才能从行动上去维护健康。

目前，我国大多数正规医院里都有妇科，但却可能没有男科。很多只属于男性的健康问题（如前列腺疾病和男性性功能障碍等）得不到规范化医疗。这一方面需要全社会的努力，建立好男性学科；另一方面，每位男性都要提高自我健康意识，每位女性要关心丈夫的健康。

由于受传统观念影响，男性的生殖健康问题往往让人难以启齿。很多男性患了这类疾病，不好意思到正规医院接受规范的治疗。往往是看到某个广告宣传，到一些不正规或违反医学道德的机构就诊，或者暗地里上性保健品商店自己买药。结果，不仅浪费了金钱，而且治疗不得法，最终延误了治疗。因此，男性同胞要对健康有一个全新的观念。就是说，男性"隐私问题"同样也是健康问题，要"正大光明"一点，要严肃对待它。如果患病，千万不要依赖广告宣传，而要主动到正规医院接受规范的诊

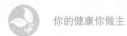

断和治疗。

最后，特别要强调：关爱男性健康应该从家庭做起。因为只有夫妻和家庭其他成员共同努力，才能真正做到维护男性身心健康。具体地说，男性在工作之余要抽出时间到医院定期体检；平时家人在一起休闲时多做运动；妻子在饭桌上摆上营养可口的饭菜，少吃点高脂肪的大鱼大肉……

# 33

# 以健康生活方式抵御新型毒品

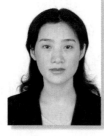

> 赵敏 > 上海市精神卫生中心教授、主任医师，上海交通大学医学院精神卫生学系副主任、物质依赖学科带头人，中国药物滥用防治协会副会长。

20世纪90年代末，毒品在我国卷土重来，许多人开始染上毒瘾，给吸毒者个人、家庭及社会带来了严重危害。我国政府对毒品问题高度重视，采取了一系列禁毒与戒毒措施，我国传统类毒品（如海洛因）滥用日益上升的趋势得到了遏制。但令人担忧的是，近年来新型毒品滥用问题日益严重。比如，"明星吸毒"事件的报道不时出现，而他们所滥用的毒品多为新型毒品。工作中我发现，新型毒品滥用者中有许多是白领、文艺工作者、私企老板等。我一直在思考一个问题：为什么这些社会成功阶层人士会滥用毒品呢？

有一位20出头的女性，从事外贸生意。她个性较内向，缺乏自信，谈生意时总觉自己难以胜任。一次偶然的机会，她与朋友一起吸食了冰毒（一种新型毒品），然后感觉自己变得"外向""思维活跃""话多"，与朋友交往"没有距离感"，与人谈生意时"巧言善辩"，感觉自己"变得聪明了"。此后为了追求这种虚幻的感觉而反复使用冰毒，逐渐发展到需要每天使用，否则便出现情绪烦躁、消极、思睡、无精打采等。半年后出现精神异常，看到家里有妖魔鬼怪，怀疑丈夫有外遇，认为朋友设计陷害自己……后被送入精神病医院治疗一个多月，尽管精神病症状基本消失，但仍遗留情感反应肤浅、行为幼稚、反应较迟钝等症状。她非常懊悔地对医生说："要是早知道毒品有这么大的危害，就是有人把刀架在我脖子上，我也不会去用的，现在后悔也没有用。"

其实，就像这位年轻女性一样，很多人在滥用新型毒品前并不了解其危害，开始使用时因为毒品的某些药理作用满足了患者的某种心理需求，进而继续使用，逐渐发展到成瘾。成瘾后，其生活就受毒品控制了。

深究起来，吸食毒品其实主要与这些人的不健康生活方式有关，他们一般工作压力都很大，生活节奏快、无规律，当然还有人可能是觉得无聊。而新型毒品具有药理反应，具备使人处于精神振奋状态等作用，从而使一些"不知情"的人贸然尝试之。但不管是什么毒品，一旦尝试一次就可能会使用第二次，多次使用必然会导致成瘾，成瘾后会导致一系列严重的问题。

遗憾的是，目前对于新型毒品成瘾尚无有效治疗方法，因此最好的方法是预防。要远离新型毒品，首先要认识到新型毒品属于毒品，凡是毒品必然具有巨大的危害，不可抱有侥幸心理，千万不要去碰毒品！

另一方面，还要建立健康的生活方式，那样就不需要用毒品来满足某些心理需求。健康生活方式包括良好的心态、合理安排工作与休息、有规律的生活、平衡营养、正确应对压力与生活中的事件、平稳的情绪状态、和谐的家庭与社会关系等。健康平衡的生活方式应成为人们生活的主要追求目标。有了健康的生活方式，就自然对毒品产生了免疫力，那样毒品滥用等不健康行为将最终远离人们，生活会变得更加美好。

# 疾病防治篇

# 34

# 防病从合理搭配饮食开始

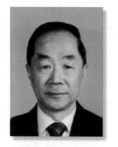

> 陈君石 > 中国工程院院士，国家食品安全风险评估中心总顾问，国家食品安全风险评估专家委员会主任。

我国幅员辽阔，资源丰富，南北饮食结构和习惯差别很大。不同的饮食结构和习惯形成了各自独特的饮食休闲文化。但同时，也造成了疾病谱的南北差异。这说明，饮食是与健康、疾病密切相关的。

例如，我国膳食和癌症的发病有很突出的特点。以食道癌为例，20世纪80年代，河南林县和其他发病最低的县比，发病率相差400多倍。河南林县有独特的膳食结构和饮食习惯，人们喜欢吃腌制、发霉的食物。再比如广东人高发的鼻咽癌，很多报告证明，这和广东人经常吃广东腌鱼有关。

再举一例，研究发现，膳食脂肪的高低和乳腺癌发病率有很密切的关系，即脂肪吃得越多，乳腺癌的发病率、死亡率越高。1976年，我们在国内 65 个县调查发现，尽管当时中国人脂肪摄入量很低，但是，这 65 个县也有很大的差别——南方稍微发达的地区吃脂肪多，乳腺癌发病率也会高。可见，这跟有关研究的结论是非常一致的。如今，脂肪越吃越多，乳腺癌发病率也居高不下。上海地区，乳腺癌发病率已升至女性恶性肿瘤第 1 位。

研究还发现，胆固醇摄入量的高低与心血管疾病息息相关。以植物性食物为主的膳食，胆固醇水平比较低；而以动物性食物为主的膳食，胆固醇水平比较高。20 世纪 80 年代，中国人的膳食中以植物性食物为主。调查发现，当时的 65 个县农村地区人的平均血胆固醇只有 127 毫克/100 毫升，而与美国人相差近 100 毫克/100 毫升。因此，当时我国心脏病发病率比美国低得多。

随着生活水平的提高，中国人的饮食习惯也在发生变化。主要特点表现在：粮食越吃越少，蔬菜摄入量有下降的趋势，而油脂类食品消耗越来越多，动物性食品摄入增加非常快。这种高脂肪、高蛋白、高能量的饮食习惯，非常不利于预防心血管病、糖尿病、肿瘤等慢性病。所以，要大力提倡合理饮食，防止"病从口入"。

那么，如何才能合理膳食、预防疾病的发生呢？最重要的是搭配，即便是植物性食物，所含成分也不一样，所以只有合理的搭配，才能达到最佳效果。具体如何搭配，可以参考中国营养学会发布的"膳食指南"。需要特别提醒的是，要提倡吃主食；有的人不吃主食，这是不对的。中国营养学会推荐的"膳食宝塔"中，粮食在整个膳食中所占的比重最大。不吃主食意味着多吃肉、多吃菜。但是光吃蔬菜，假如没有肉和蛋，可能没有力气做事情，所以会吃大量的肉和蛋，这样长此以往也会引起慢性病。另外，中国人在现阶段还要适当喝牛奶，牛奶中含有较丰富的营养素。一般 1 天 1 袋，还是合适的。

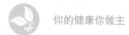 

# 35

## 乙肝疫苗接种不能少

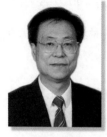

> 庄辉 > 中国工程院院士，北京大学基础医学院病原生物学系教授，世界卫生组织西太区控制乙型肝炎专家组成员，中华医学会肝病学分会名誉主任委员，世界肝炎联盟公共卫生学专家。

庄辉

有报道称，因为曾经的"疫苗事件"，乙肝疫苗的接种率下降了，甚至有些家长拒绝给孩子接种乙肝疫苗……这种现象值得引起关注，因为这样做的后果很严重——这些未接种乙肝疫苗的新生儿有可能感染乙肝病毒。而新生儿感染乙肝病毒，约 90% 以上将发展成慢性乙肝。如患乙肝后不进行抗病毒治疗，其中 1/4 最终将发展成肝硬化和肝癌，其后果相当严重。

大家不应该忘记一个事实，就是乙肝疫苗在我国预防乙肝方面居功至伟。自 1992 年原卫生部将乙肝疫苗纳入免疫规划管理，并对所有新生儿接种乙肝疫苗以来，全国总人口乙肝病毒携带率由 9.75% 下降到 7.18%，其中 5 岁以下儿童的乙肝病毒携带率从超过 9% 下降到不足 1%。通过接种乙肝疫苗，我国约 9 200 万人免受乙肝病毒感染，乙肝病毒携带者减少了约 3 000 万例。

在我国，母婴传播是乙肝病毒感染最主要的途径之一。目前，我国育龄期妇女的乙肝病毒表面抗原阳性率约为 6%。乙肝病毒表面抗原阳性的母亲，主要是在分娩过程中，通过其血液、羊水和阴道分泌物等将乙肝病毒传染给其婴儿。为了阻断乙肝病毒的母婴传播，新生儿出生后应立即接种乙肝疫苗，且越早接种效果越好，最好在 24 小时内接种。

现在因为"疫苗事件"，一些人担心乙肝疫苗的安全问题。其实这种担心是多余的。首先，乙肝疫苗是最安全的疫苗之一。自 1982 年至 2012 年，全世界约 1.8 亿名新生儿和 1.5 亿名一般人群接种了乙肝疫苗，未发现因接种乙肝疫苗而出现新生儿和一般人群死亡率升高的现象。另据研究，乙肝疫苗接种后的一般反应，如注射部位短暂疼痛红肿、短暂发热不适、恶心呕吐等，远低于其他免疫规划疫苗。

关心疫苗安全问题者，应该知道"偶合反应""偶合疾病"或"偶合死亡"的概念，即如果不接种疫苗，也会发生此种反应、疾病甚至死亡，而不是由接种疫苗引起。例如早产儿、低体重儿、难产儿，以及母亲是高危妊娠的新生儿，出现发热、不适、严重疾病甚至死亡并非罕见。我国每天约有 400 名婴儿（出生后 0~8 天）死于疫苗接种以外的其他原因。这些新生儿无论接种乙肝疫苗与否，均不能避免上述情况的发生。

当然，为了减少疫苗的偶合事件，应严格掌握乙肝疫苗的禁忌证。比如，对酵母或疫苗的其他成分有过敏史者，有中度或重度急性疾病、慢性疾病急性发作、格林巴综合征、自身免疫性疾病或其他慢性疾病的患者，有危急症状或有各种潜在高危因素的新生儿，以及母亲是高危妊娠的新生儿，建议暂时不要接种乙肝疫苗。需要说明的是，对母亲是乙肝病毒携带者的高危新生儿，应作个案处理，分析其利弊，在获得母亲知情同意的情况下，决定是否接种乙肝疫苗。

事实上，给新生儿接种乙肝疫苗是世界上通行的做法。根据 2013 年的统计，世界卫生组织 190 多个国家中，有 181 个国家已将乙肝疫苗纳入免疫规划，其中 107 个国家要求新生儿在出生后 24 小时内接种乙肝疫苗；西太地区 95% 的孩子于出生后 24 小时内接种了乙肝疫苗，美洲为 89%，东南亚地区为 87%。我国从 1992 年开始就要求新生儿出生 24 小时内接种乙肝疫苗。这项策略已使 8 000 万名儿童免受乙肝病毒感染，成效显著。这不仅是我们国家的乙肝免疫策略，也是世界卫生组织的免疫策略，家长万不能因为错误地担心其安全性而放弃给新生儿接种乙肝疫苗，那样肯定得不偿失。

# 36

# 药，贵的不一定是适合的

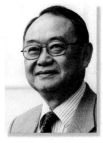

> 戴尅戎 > 中国工程院院士，上海交通大学医学院附属第九人民医院前院长、教授。

我们看病时，往往都会或多或少地用些药。对于治病来说，药物是最重要、最常用的手段之一，是治疗中极其重要的一个环节。药物与大家的健康和防病、治病联系紧密，可以说人人都有服药的经验，但很多人对用药仍存在误解。最常见的疑问是，药到底是贵的好还是便宜的好？

药贵了，就要付出更多的钱！而且，一些病人看到医生给他开的药比较贵，就会怀疑：是不是有回扣啊？他到底拿了多少回扣呢？

回扣在现实生活中普遍存在。卖物品、卖卡等都可能有回扣，这是一种商业的行为。通常只要有商业活动存在，为了推销，就可能会有回扣。药品回扣本身也是商业运作，推动者是药厂和药商。他们为了卖药，就采取回扣的方法。问题是回扣给到医生身上，性质就变了。因为药品是特殊的商品，

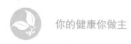 

涉及人的生命、健康，不能够这么商业化。显然医生拿回扣是不对的、违规的。

但是，如果医生不拿回扣，药价就下降了吗？当然不会。与其他商品一样，药物的开发是有成本的，而且成本很高，包括研究、原料、人力、技术、流通、保留、损耗等等费用。就拿研发新药来说，研发 5~10 种药品，能成功一种就非常好了，而研发一种原创性的新药平均需要 10 亿美元。中国的药厂很难具备这样的实力。新药研制不起，只能制造仿制药。但是仿制药的成本也不低：要建厂房、买机器、买原材料、雇职工、培训、支付昂贵的临床验证费用，所有这些成本都要计入药价。如果不恰当地压低药价，制药企业就会亏损甚至破产，不但新药研发不成，连仿制药也不一定能做好。中国药厂没条件制造高质量的创新性药品，医院不得不购买进口药物，药价更将居高不下。一个圈子兜下来，最后吃亏的肯定是病人和健康事业。

同一种药物，药厂给出的价格可能互不相同，但如相差太大，则需考虑质量差异。这往往要依靠医院的药事委员会进行评价选择，而不是简单地买便宜货。选择标准至少要包括有效、安全、价格合理等三个方面。同样道理，医生给病人开了贵的药，不能轻易怀疑甚至认定他就是拿了回扣。

药贵了有病人不高兴，但开便宜药也有人不高兴，门诊常遇到这样的事。医生告诉病人，根据病情这个药既便宜又有效，但病人却认定贵的药疗效比便宜的好，坚持让医生开贵点的药。这同样是一个很大的误区。其实看病开药，在于是否合理、安全、而不仅仅在于价格高低。医生为此往往要费很多口舌给病人解释。

其实，关键是病人要有平常心，要抱着信任的态度对待医生。我相信大多数医务工作者是负责任的，他们会根据病人具体的病情、经济情况给他开最适合的药。当然，病人在看病过程中也可以坦率与医生交流，提出问题。而作为医生，应耐心给病人做些解释，相信大多数病人是会理解配合的。

# 37

# 防病保健：健康意识最高效

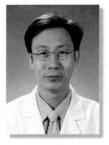

> 王忠 > 上海交通大学医学院附属第九人民医院泌尿外科主任医师、教授、博士生导师，泌尿外科主任、临床医学院副院长。中华医学会男科学分会副主任委员、中国医师协会泌尿外科分会委员。

现代医学研究证明，疾病的发生很大程度上与先天遗传有关，基因可决定一个人容易患什么病。随着人类基因组计划的完成，人类了解到特定基因与疾病的联系，未来很多疾病的预防和治疗将可能根据个人的特定基因序列"量身定做"。不过，尽管基因相关的个性化医疗时代向我们走近，高科技医疗技术在不断进步，但遗传问题毕竟难以完全控制。

目前的研究表明，除了遗传因素，疾病发生的另一个相关因素是后天环境等因素（疾病的发生是两种因素协同作用的结果）。虽然遗传基因不易改变，但后天生活方式却是可以控制的。《黄帝内经》提出"上医治未病，中医治欲病，下医治已病"。"治未病"主要就是指后天对疾病的预防，因之简单易行而有效，故被称为"上医"。

如何才能控制好后天生活方式？这是一个值得认真思考的问题。根据临床实践和体会，我认为很关键的一点是要拥有良好的健康意识，"有意识"地采取健康的生活方式，如此可避免很大一部分疾病的发生，做到"防未病"。

健康意识并非轻易就能拥有。首先，健康意识的建立依赖于对健康的看重，要意识到高质量的生活离不开健康身体的支持。其次，培养健康意识不是一时之功，需要我们长期在日常生活中身体力行。例如大家常说的"不要久坐"。之所以要树立"不久坐"的健康意识，是因为久坐对心血管、前列腺等都不好。为此，要有意识地坚持适量运动，根据年龄和身体情况做力所能及的运动，最好每天运动 30 分钟左右。这样坚持下去，健康收益将相当可观。

根据我们的经验，多喝水也是很好的健康意识。临床上泌尿系结石是一种常见的疾病，我们发现多饮水有助于微结石排出，同时可以防止结石复发。多喝水的好处还不止于此。建议每天要饮用充足的水，约 2 000 毫升。注意饮水主要指喝白开水，而不是饮料。此外，不熬夜、不抽烟、不酗酒、保持规律的生活，这些都是好的健康意识，长期实践对维护健康至关重要。还要有定期体检的意识，因为体检有助于早期发现疾病迹象，及早采取治疗措施。

需要提醒的是，健康意识要依赖于科学的知识、认识。目前各种媒体上的医疗保健信息、广告宣传很多，其中虚假和夸大的成分不在少数。很多人，尤其是老年人，往往对其深信不疑，对健康和疾病的防治产生很多误解，采取了不恰当、不科学的防病治病措施，甚至导致疾病的误诊误治。这就不属于真正的"健康意识"，反而会引人误入歧途。所以，平时一定要积累和学习医学科学知识，多听听医生的意见和建议，多看看正规出版、权威的医学保健书籍和杂志，懂得鉴别真伪。那样才能真正拥有健康意识，并在实际生活中维护好健康。

# 38

# 防"病从口入"，勿吃多吃过

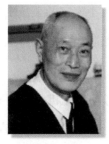

> 姜素椿 > 解放军 302 医院原副院长，主任医师、教授，抗感染药物专家。

　　"病从口入"是老百姓的常用语，提醒人们吃东西时要谨防得病。言下之意，主要是："别把细菌、病毒、寄生虫等吃到肚子里去，以免得传染病。"的确如此，记得在 20 世纪 80 年代，江浙一带成千上万的人因吃毛蚶患上了甲肝。同样，痢疾、肠炎等也都是病从口入。因此，夏季尤其要注意预防胃肠道传染病，食品要加工到位，生熟食要分开，谨防苍蝇、蟑螂、老鼠等污染熟食，而饭前便后洗手也是防病经验之举。

　　我从事传染病防治工作半个世纪了，在数十年的工作中，经常向人们宣传有关防止"病从口入"的知识。但用现在的眼光来看，这个"病从口入"的概念已大大落伍了。近年来，国家经济发展，人民生活水平提高，市场食品供应充足，"病从口入"有了另一个概念，即吃多了、吃过了，

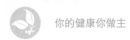

从而引起人体所需热量过剩，肥胖、心脑血管病增多，发病年龄提前。

有报道说，一名年仅 15 岁的少年就出现了心肌梗死这么严重的问题。全球人口死亡数排位，过去一直是传染病居第一位，现在是心脑血管病占第一了。健康观念必须要更新，如人们过去认为大胖娃娃"可爱""健康"，亲戚朋友见面就要大吃一顿，最后还不得不用上"消食片"……那结果自然是"病从口入"。

过食导致营养过剩，是亚健康的主要原因，也是发生心脑血管病的基本因素，所以，这一问题不是从年轻人抓起，而是从小宝宝乃至从刚刚怀孕的母亲抓起，切切实实地防止营养过剩。从小开始防止"病从口入"，这是当务之急。

另一方面，如不规范的农产品、蔬菜、肉类含有有害无机物、有机物及抗生素、激素等，是又一种"病从口入"，需要各有关部门给予严查，老百姓给予注意。

从小养成良好的习惯，多到大自然中享受阳光，经常进行体育锻炼，有利于增强体质、提高机体免疫力，也就能够少生病、不生病。人有病当然要早治，但"是药三分毒"。如果从小到老做到少生病、不生病，就可少吃药、不吃药，不也就避免了又一种"病从口入"吗？

# 39

## 牙齿质量：健康文明的标志

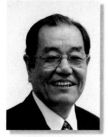

> 王兴 > 北京大学口腔医学院教授、主任医师、博士研究生导师，中华口腔医学会名誉会长。

口腔健康关系到我们每一个人重要的生理功能——咀嚼和语言。常言道"民以食为天"，如果吃饭的功能出了问题，对健康的影响自然很大。口腔健康还涉及美观的问题、生活质量的问题。

但是，由于贫穷落后的历史，我国老百姓中流传着这样一句话，那就是"牙疼不算病"。到了 21 世纪，这种落后观念的错误性就变得越来越明显。既然牙疼，就说明牙齿本身出了问题、受到了侵害，如果不及时治疗还会引发更为严重的疾病，怎么能不算病呢？

近年来国内外大量的研究显示，口腔健康与心脑血管疾病、糖尿病、神经系统疾病、胃肠道系统疾病、吸入性肺炎、肥胖症等有十分密切的关系。例如，当牙齿少于 25 颗时，患脑卒中的风险比正常人高 50%；50 岁以下男性牙周炎患者和无牙者冠心病发病率比正常人群高 70%；患重度牙周炎的孕妇早产率和低体重儿出生率是牙周健康孕妇的 7.5 倍……

有人说，观察一个国家或地区社会文明和进步的程度，从以下两个基本事实就可做出较为真实的判断：一是那里小孩子的嘴巴里有多少颗龋齿，有多少颗龋齿没有得到治疗；二是老年人嘴巴里还剩余多少颗牙齿，缺失的牙齿有没有得到镶复。事实上，口腔健康已经成为社会进步与文明的窗口与标志。根据第三次全国口腔健康流行病学调查，我国 5 岁组乳牙、12 岁组恒牙、35~44 岁组、65~74 岁组的龋齿患病率分别为 66%、29%、88%、98%；更令人遗憾的是，其中 90% 的龋病患者从未接受过治疗。

需要说明的是，口腔健康的内容非常广泛，远不止以上提到的这些。大部分公众甚至一些政府相关部门仅把龋齿患病率作为衡量口腔健康的指标，这是对口腔健康的误解。什么才是真正的口腔健康？根据世界卫生组织提出的十大健康标准，口腔健康被定义为：牙齿清洁，无蛀牙，无疼痛，牙龈颜色正常，无出血。

那么，如何才能保证口腔的健康呢？首先，要在日常生活中养成良好的口腔卫生习惯，如每天刷牙、饭后漱口等。这些措施能有效预防口腔疾病。

其次，要定期到口腔科医生那里检查口腔健康，进行口腔保健，如牙周洁治等，同时接受医生口腔保健方面的指导。口腔健康检查除了能发现口腔疾病外，还能发现其他疾病的"蛛丝马迹"，如慢性肾病（牙结石严重程度）、艾滋病和白血病（口腔黏膜的改变）等。需要提醒的是，除了口腔疾病患者需按医生要求定期复诊外，健康人群也应保证每年 1~2 次的口腔健康检查，并尽可能进行牙周洁治。只有这样，才能促进我国人民口腔健康水平的提高。

此外，如果发生了口腔疾病，一定要及早治疗。比如唇腭裂，也就是人们常说的"兔唇""豁嘴"等。这是口腔颌面部最常见的先天性畸形，一出生就可以发现，手术越早越好。而且，需要对唇腭裂伴发的语音障碍、继发鼻畸形、颌骨畸形等进行系统的序列治疗。治疗其他口腔疾病也是同样的道理。

# 40

# 年轻人，要关注心血管健康

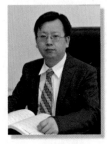

> 夏家红 > 华中科技大学医学院武汉市中心医院院长，主任医师、教授、博士生导师，中国胸心外科医师协会腔镜分会副会长，湖北省胸心外科学会副主任委员。

心脏病在人类疾病谱中居于首位，是威胁人类健康的"头号杀手"。不过，近 30 年来，随着我国经济的发展和人们生活方式的改变，心脏病的疾病谱也在悄然发生变化：以往老人常见的心脏问题，越来越多出现在中青年人群中，这个"危险"信号尤其值得警惕。

首先是大血管疾病早发、多发。近几年，主动脉夹层患者一年比一年多，我院的心血管外科仅大血管手术量，每年要增长一倍左右。主动脉夹层急性发作时"来势汹汹"，犹如隐藏在人体的"炸弹"，若发生大出血，几分钟就能"要人命"。值得注意的是，在我国，这一凶险的疾病主要集中在 40~60 岁的青壮年人群，而在西方发达国家，大血管疾病多集中在 70 岁以上的老年人。究其原因，与国人的饮食、生活方式，以及高血压控制不佳密切相关。我国现有高血压人群超过 3 亿，高达 70% 的主动脉夹层患者合并有高血压。而高血压往往被中青年人群所忽视，甚至不闻不问，以致血管疾病进程加速。我们曾碰到不少 40 多岁、突发急性主动脉夹层的患者，在经历了大手术、"死里逃生"后，才知道自己已患高血压多年。

其次是冠心病发病年龄提前。虽然目前冠心病高发人群仍以老年人为主，但发病年龄已明显年轻化，十几岁、二十岁发生"心梗"的患者也不鲜见。眼下，年轻人由于心脏问题猝死，给个人和家庭带来悲剧的例子屡见不鲜。其实，冠心病提前"发难"，除了一些遗传因素外，多与不良生活饮食习惯密切相关。由于工作、生活压力等多种因素，许多年轻人的生活方式并不健康，长期熬夜、酗酒、大量抽烟、暴饮暴食、运动太少等。长此以往，犹如"慢性自杀"，心血管加速病变。可见，年轻人也要时刻关注自己的心血管健康，养成健康的生活方式。

心脏作为人体的"发动机"，是最后一个"罢工"的器官，有很强的代偿能力和灵敏的预警机制。年轻人一定要注意观察来自身体的"报警信号"，如胸闷、心慌、胃部不适、下颌骨疼痛、呼吸不畅、出冷汗等，哪怕是拉肚子，都要小心观察。只有自己高度重视心脏，心脏才能为你"鞠躬尽瘁"！

当然，随着社会和经济的发展，心脏病的"病谱"也在变化中，也有让人欣慰之处。例如，过去农村地区常见的风湿性心脏瓣膜病，多为青壮年时期发病，如今随着生活环境的不断改善，发病人数已明显减少；目前的心脏瓣膜疾病多以退行性病变为主，患者年龄主要集中在 50~70 岁。另外，先心病患儿数量也出现了明显下降趋势。以武汉为例，过去，在各大医院心脏外科手术中，先心病占比高达 60% 以上；目前，除专科医院外，许多大医院先心病手术占比下降至 40%，甚至更低。这与产前筛查手段的

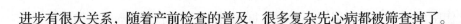

进步有很大关系，随着产前检查的普及，很多复杂先心病都被筛查掉了。

中国有句古话叫"大医治未病。"在疾病未发生时，我们就应该认识其特点和变化，更好地预防应对，早期发现病变。如何预防心血管疾病的发生？改变生活方式刻不容缓。合理膳食、适当运动、戒烟限酒，这些好习惯应当持之以恒。

# 41

# 预防为先，单纯治病是被动行为

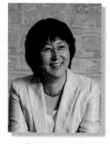

> 黎晓新 > 北京大学人民医院眼科主任，中华医学会眼科学分会前任主任委员、眼底病学组组长，国际眼科科学院院士，亚太玻璃体视网膜学会副主席。

生了病，就应积极治疗，这是理所当然的。但作为一名从医数十年的眼科医生，我还是深深体会到：对待疾病，防胜于治。为此，作为眼科医生，我尝试突破学科界线，参与了医院内分泌科的"工作"。这到底是怎么回事呢？

在我们眼科，经常会遇到这样的患者：由于视力下降前来就诊，询问和检查后发现，患者同时还患有糖尿病。进一步诊断后明确，视力下降正是糖尿病所致！懂得一定医学知识的人都知道，糖尿病是常见病，属于内分泌科诊治的疾病。但是，糖尿病能导致多种并发症，患者常因并发症而不得不到其他科室就诊。眼部并发症就是其中之一，如果未及时采取预防和控制措施，可因此而导致视力减退，甚至失明。近年来，我国糖尿病发

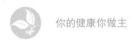

病率成倍上升，糖尿病眼病患者人数急剧增加，预防控制的任务非常迫切。

很多人错误地认为：预防多麻烦，现在医疗技术非常高超，等生了病再去治疗也不迟！事实如何呢？仍以糖尿病眼病为例。实际上，早期糖尿病视网膜病变时，患者常无症状；如果是单眼患病，更不易察觉。因此，一旦视力出现明显问题，往往就不是早期了，治疗起来比较麻烦，且效果通常不尽如人意。举个例子：医生检查后，发现某位糖尿病患者眼底发生了"弥漫性黄斑水肿"，说明问题比较严重。这种情况下，可采取激光治疗、玻璃体腔注射、手术等措施。但是，用这些方法治疗后，患者很可能反映治疗效果不满意、疗效不够持久……甚至最终视力下降，严重者可能发生失明。显然，那种希望通过医学技术解决一切问题的想法是极其错误的，很可能耽误病情，是万万不能有的。

那么，应该如何预防疾病呢？首先，要提高预防意识——单纯治病是被动的行为，预防疾病才能掌握主动。其次，要尽早采取预防措施，预防环节越提前越好。比如，预防糖尿病发生，比患了糖尿病后再预防眼病发生更好；患了糖尿病就积极预防眼部并发症，比已经患眼底病而阻止其进一步发展更好。再次，要注意保持良好生活方式，摒弃不利于健康的生活习惯。因为很多慢性疾病都是因为生活方式不佳所致。最后，要注意疾病的早发现、早诊断、早治疗，因为只有那样才能预防疾病的进一步发生与发展。

"预防"既是患者的事，也是医生的工作。正是为了体现"预防"的思路，为了早发现糖尿病眼病患者，我们眼科主动与医院内分泌科进行了合作。糖尿病患者都在内分泌科诊治，我们眼科医生就给他们做眼部健康检查，看有没有视网膜病变的迹象。如果发现有问题，就及时采取有效的预防和治疗措施。实践证明，这样做效果很好，很多糖尿病患者被发现患有早期眼部病变，采取了针对性的治疗和预防措施，让病情得到及时控制，避免了症状的发展和加重。

最后我特别提议，我们医务人员要主动多做一些预防性的工作。我也真诚希望，预防疾病的模式能逐渐渗透到临床医学各个学科当中去。因为那样才能够使更多疾病在早期就得到控制，防患于未然，让更多的患者免受疾病之苦。

# 42

# 防"栓"于"未然"

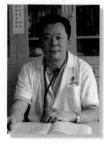

> 胡豫 > 华中科技大学同济医学院附属协和医院院长，血液病学研究所所长，血液科主任，教授、主任医师、博士生导师。中华医学会血液学分会副主任委员。

近几年，我们常常在报纸上读到这样的新闻：某个名人大腕，平素身体健硕，社会活动频繁，突然于某日患急病，最终因抢救无效而撒手人寰，事后经医院检查，诊断为"心肌梗死"或"中风"。

众所周知，心肌梗死和"中风"皆因"血管堵塞"所致。医学上将这类因"血管堵塞"导致的疾病，统称为血栓性疾病。根据血栓发生的部位不同，又可分为脑梗死、心肌梗死、肺梗死、下肢深静脉栓塞、肠系膜栓塞等。

据世界卫生组织统计，全球每年约有 1 800 万人死于各种血栓性疾病，血栓病已成为我国与西方国家人口死亡的主要疾病，同时也是造成劳动力丧失、生活质量下降与疾病负担增加的主要原因。

血栓病发病率高，死亡率和致残率高，复发率也高。同时，血栓病又具有很强的"隐蔽性"，在疾病早期或血管堵塞不太严重的时候，常无明显症状，容易被人们所忽视，血栓病常在不知不觉中悄悄进展，直至最终发病并导致严重后果。

诚然，在医疗水平不断提高的今天，血栓病已不再是"不治之症"。不少患者在发病后及时接受了抗凝、溶栓或介入治疗，最终得以基本康复。但毋庸置疑，这些病治疗费用高、风险大，将来复发的概率也高。

俗话说，上工不治已病治未病。与其花大力气、冒大风险，在"已病"后再去"亡羊补牢"，不如花小力气、尽量不冒风险，在"未病"时即"未雨绸缪"，防"栓"于未然。

想要防"栓"于未然，重点在于控制"易栓"因素，增强防栓意识。凝血因子基因异常、吸烟、高脂高糖饮食、高血压、脂代谢紊乱、糖代谢异常、妊娠、长期服用避孕药、外科大手术后，以及长时间静坐不动等，都容易诱发血栓病的发生。如果大家能在日常生活中有意识地避免这些"易栓"因素，就能最大限度地保护自己免受血栓病侵袭。此外，在医生指导下预防性口服阿司匹林，在骨科、心脏等外科大手术后预防性使用抗凝制剂等，也有助于减少血栓事件的发生。在此特别提醒中老年人，若出现无明显诱因的胸闷、胸痛、头痛、眩晕、下肢肿胀、四肢麻木无力或感觉异常时，都要警惕血栓病的发生，应尽早去医院就诊。

现代社会节奏快、压力大，忙忙碌碌的现代人常无暇顾及自己的健康，不断"演绎"着"年轻时拿命换钱，年老时拿钱换命"的悲剧。至于年纪轻轻就患上心肌梗死、中风，导致终身残疾甚至死亡的例子，更是屡见不鲜，令人痛惜。

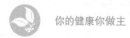 

血栓病凶险吗？当然，因为它轻则致病，重则致死。

血栓病可怕吗？当然不，因为它可防可治。

防先于治、防优于治、防胜于治、防重于治。愿大家都能牢记这句至理名言，并付诸行动。

# 43

# 防治骨质疏松意识要提高

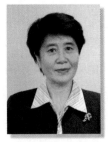

> 徐苓 > 北京协和医院妇产科教授，妇产科副主任，博士生导师，中华医学会骨质疏松和骨矿盐疾病分会名誉主任委员。

骨质疏松症是一种严重危害国人健康的疾病。一项针对中国五个地区5 000多名40岁以上者的调查显示：骨质疏松症的患病率为16.1%，而60~70岁的女性超过20%患有骨质疏松症，80岁以上的有近2/3患有骨质疏松症。

很多人对骨质疏松症的危害并不十分清楚，事实上，骨质疏松最严重的后果就是骨折。其中，脊椎骨折在骨质疏松症引起的骨折中最为常见，约占所有骨折的45%，它会引起脊椎变形，使病人身高变矮，但不少患者并未就医。再比如，下雪天老人出去容易滑倒，由于骨质疏松，容易发生髋关节骨折，其后果严重：在发生髋关节骨折后一年之内，死亡率可以达到20%，余下的有一半人生活不能自理。根据调查，50岁以上的北京妇

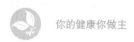

女每 7 位中就会有 1 位患脊椎骨折。

患骨质疏松症的人很多，其后果也值得警惕，然而，人们对骨质疏松症的防治意识还远远不够。据调查，单是由于骨质疏松导致骨折的病人中，针对骨质疏松做过治疗的人还不到 5%；若是考察全部骨质疏松患者，就诊的人仅占全部发病人数的 1/900！

为什么会出现这种情况呢？首先，诊断这类疾病需要仪器进行骨密度测量，而目前国内很多医院没有这种仪器，且各医院骨密度测量水平参差不齐，质量难以严格控制，使得诊断这类疾病比较困难。其次，治疗药物也比较贵，不太容易开展大规模治疗。此外，很多人听信广告，以为单纯补钙就能对付骨质疏松。其实，补钙只能起到辅助治疗的效果。有效的治疗需要使用药物抑制骨质流失，从而降低骨折发生的风险。

总而言之，由于骨质疏松症自身的隐匿性以及人们对该病的认识和重视不够，全社会对骨质疏松症的诊断和防治意识很差。实际上，任何人只要老了就有可能发生骨质疏松症，而这种病往往来得无声无息，常常是发生骨折时才体会到它的痛苦和危害。因此，提高对骨质疏松症的认识刻不容缓，特别是要注意早期预防。

首先，饮食补充钙非常重要，而且要尽早，不要等到患骨质疏松后再补钙。孩子从小就应该多吃牛奶等富含钙的食品，使骨密度尽可能高。这样，即使 50 岁前后骨质以同样的速度流失，骨密度高者骨质疏松的程度也会较轻。中国人有句老话："吃什么补什么。"很多骨质疏松患者认为补钙首选骨头汤，其实牛奶中的钙含量远远高于骨头汤。此外，补钙和维生素 D 并不是防治骨质疏松的全部内容，还应该加上适度的体育锻炼、防止摔倒、保持适中体重、戒烟和恰当的药物治疗。

还要提醒以下人群，应更加注意防治骨质疏松：①曾经发生过骨折的人；②大于 65 岁的女性和大于 70 岁的男性；③嗜烟酗酒的人；④过度节食减肥的人；⑤不常晒太阳的人；⑥饮食偏高蛋白的人；⑦长期卧床或运动很少者；⑧长期服用类固醇、抗痉挛药、利尿剂、抗凝血剂、胃药、止痛药的人；⑨患有影响骨代谢的疾病的人、性激素低下者以及具有骨折家族遗传史的人。

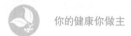 

# 44

# 关注视力，关注健康

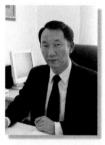

> 孙兴怀 > 复旦大学附属眼耳鼻喉科医院教授、主任医师、博士生导师，复旦大学上海医学院眼科学与视觉科学系主任，中华医学会眼科学分会候任主任委员，中国医师协会眼科分会副会长。

不少人在生病时特别渴望健康，一旦病愈，却又将健康放在一旁。作为医务工作者，我对这点深有感触。我想对大家说的是：每个人都应该时时以健康为重。因为只有以健康为基础，才能使生命显出勃勃生机，才能努力地去做一番事业，才能生活得多姿多彩。

研究资料表明，在人的健康影响因素中，遗传因素和客观条件只占40%（包括社会因素、医疗条件、气候等），个人的生活方式和心理、行为习惯占60%，而这60%是我们可以改变的因素！可以说，健康把握在每个人自己手中！

随着信息时代的到来，眼睛保健的重要性日益突出。在人的一生中，由感官获取的外界信息，有90%是通过视觉来完成的，比如读书看报、看电视、用电脑……正所谓"百闻不如一见"。与此同时，人们感受现代生活的多姿多彩，都离不开视觉功能，所有美好的、艺术的、新奇的事物都会来"抢眼球"！

在人们的印象中，青少年比较容易出现视力问题，应当引起足够重视。而成年人的视力已"基本定型"，不必太在意。其实不然。人的视觉系统（眼球及其视觉通路）在6~8岁时逐步发育到基本正常水平，到20岁左右发育完成，但并不代表视觉系统从此就不会再发生变化。成年人若不注意保护视力，同样会像青少年一样出现各种各样的视力问题。因此，保护视力是各个年龄段人群都需要关注的事。

近年来，年度健康体检已被越来越多的民众所接受，一些人通过健康体检及早发现了病变，重拾健康。实际上，人们还应做好视力"年检"，要懂得"防患于未然"，切莫等到视力有明显变化时，才想到去医院。

笔者曾遇到一位22岁的青光眼患者，一年前开始出现视力下降现象。他以为自己是近视，便去眼镜店配眼镜。但每次配镜后不久，他就会发现自己的"近视"又加深了，不得不重新配眼镜。大半年下来，眼镜换了好几副，度数越来越深，视力却无法提高，这才想到要去医院做检查。尽管后来经过积极治疗，基本控制了病情进展，但他的视力却再也无法提高了。这个病例提醒我们，出现视力问题千万不要想当然，以免耽误病情。

此外，眼睛还是人体中唯一能够被直接看见血管、神经的器官，可以反映全身的健康状况，视力异常有时还是某些全身疾病的"信号"。比如，不少糖尿病患者是在因白内障、眼底出血去医院就诊时被发现的；一些脑肿瘤，在早期可仅表现为视觉功能障碍，如视野损害、视神经水肿或萎缩等；高血压、高脂血症患者的眼底血管有特征性的形态改变。

大家应当建立长期的眼保健意识，不仅要在出现视力问题时，通过各种医疗手段进行诊断、治疗、矫正，还应在视力较为稳定后，坚持定期随访。承担着社会工作和家庭生活双重压力的中年人，更应注意眼睛的长期保健，不过度用眼，不要让眼睛长期处于"亚健康"状态。屈光不正（包括近视、远视、散光）者应坚持每年做一次眼科检查、验一次光，使用质量合格、适合自己的眼镜。无屈光不正者也应每两年做一次眼科检查，以便早期发现视力问题或影响视功能的各种眼病和全身相关疾病。

祝愿每个人都有一双明亮的眼睛，一生都拥有健康！

# 45

# 珍惜你的嗅觉

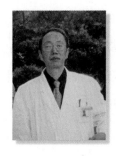

> 张重华 > 复旦大学附属眼耳鼻喉科医院终身教授，全国及上海市名中医。

张重华

　　嗅觉是生物进化过程中最古老的原始感觉之一。虽说嗅觉不好的人相当多，然而，在五官感觉中，比起视、听、味、平衡等感觉，嗅觉障碍似乎最少受到人们重视。伤风鼻塞，不闻香臭，可谓司空见惯。综合国内外调查资料：约1/4的老年人存在不同程度的嗅觉减退，但一般都不把它"当作一回事"。嗅觉疾病在诊治方面也相对落后：迄今全世界尚无统一的嗅觉检测常规和理想的治疗方法。

　　实际上，嗅觉对人类生命活动同样是不可缺少的。虽然人的嗅觉灵敏度与有些动物相比确实是望尘莫及，但在日常生活中，嗅觉一直在忠实地发挥着平凡而重要的作用，例如从气味发觉煤气泄漏而避开有害气体的侵害、闻到饭菜香味以促进胃口大开等，而且嗅觉好坏对从事有些工种的专业人员，如调香师、调酒师、厨师等，更是至关重要。在医学上，医生通过闻病人的体味、排泄物的气味作为诊断的依据；法医或病理科医生从尸体散发出的气味中寻找诊断线索；嗅觉障碍可能是某些颅内病变或精神性疾病的早期信号……闻气味，还可以作为幼儿智力开发的一种训练项目。

从病变的性质和部位看，嗅觉减退可分"呼吸性""感觉性"以及两者兼而有之的"混合性"三种。呼吸性嗅觉障碍通过手术等治疗措施，解决了气道阻塞问题，使气味分子能顺利到达位于鼻腔上部的嗅黏膜，多半能起到治疗作用。而感觉性嗅觉障碍为嗅神经系统病变引起，治疗起来常常是疗效欠佳及缺少把握的。一般地说，神经元细胞都比较脆弱，容易受损且很难再生，但现代相关基础研究已证实，嗅神经元死亡后能够再生。我们在临床上经过摸索，以局部和全身中西医药物应用，结合针灸、穴位注射等中西医结合的综合疗法，为部分长期失嗅而苦恼的病人解除了病痛，这些都为今后攻克嗅觉障碍开辟了道路，带来了希望。

倘若一个人嗅觉不好，其生活质量必将大打折扣，生活乐趣势必减少许多。因此，我们每个人都应珍惜自己正常的嗅觉，而等到出现嗅觉不好时再来"亡羊补牢"常已晚矣。预防嗅觉减退的重要一点是增强体质、防止感冒。感冒发病率高，且容易继发慢性鼻炎、鼻窦炎、鼻息肉而导致嗅觉失灵，病毒也会直接侵害嗅觉感受器，这是造成嗅觉障碍最常见的原因；戒烟和提高环境空气质量，对保护嗅黏膜同样起着重要的作用。

# 46

# 脑卒中防治，需医患共同努力

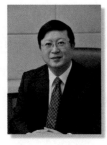

> 周嘉 > 上海中医药大学附属曙光医院副院长、胸心外科主任医师，中国医师协会中西医结合医师分会心胸外科专家委员会副主任委员。

　　脑卒中是一种严重威胁生命和健康的疾病，近年来发病率呈上升趋势，引起了全社会的关注。调查数据显示，2012 年中国居民心脑血管疾病死亡率为 271.8/10 万，是我国居民第一位死因，其中脑卒中死亡率为 140.3/10 万（我国居民每年因脑卒中死亡人数近 200 万）。为此，我国制定目标：到 2020 年，要把脑卒中发病率增速降到 5% 以下，心脑血管疾病死亡率下降 10%。

　　控制好脑卒中并非容易的事，必须依靠医患双方共同的努力。

　　首先，医者必须创造条件，为患者治疗和康复提供最好的条件。众所周知，脑卒中患者如未得到及时有效的治疗和康复，即便生命得以挽救，也会留下不可逆的伤残、后遗症。为此，国家近年来提倡各地医院成立专门的脑卒中救治中心（也称"脑卒中中心"），以便更专业、高效、及时地为患者提供救治服务。上海目前已成立了 10 多家市级脑卒中临床救治中心，对脑卒中高风险人群进行治疗性干预，并对脑卒中患者进行急救和康复治疗。我们医院便是其中之一。医院整合了神经内科、神经外科、心胸血管外科、心内科、内分泌科、康复科、针灸科、推拿科、检验科、超声科、放射科等多学科力量，以提升脑卒中救治的效果，使患者得到更快的康复，最大限度地保留身体的功能，获得更高的生活质量，并预防脑卒中的再次发生。

防治脑卒中，既要用好西医手段，也要发挥中医优势。西医方面，开展急性脑梗死静脉溶栓、脑血管支架置入、颅内动脉取栓等治疗，可有效提高脑卒中抢救成功率；为颈动脉严重狭窄的脑卒中高危患者施行颈动脉斑块剥离、颈动脉内支架植入等手术，可防止脑卒中发生。在用好现代医学手段的同时，运用中药、针灸、中医康复等手段，可进一步降低脑卒中死亡率与致残率。如超早期运用小续命汤祛风通络治疗急性脑梗死，运用生地大黄汤凉血止血活血治疗急性脑出血，给予补阳还五汤等活血化瘀治疗后遗症，运用药棒叩击综合疗法特色技术促进患者肢体功能恢复等。

防治脑卒中，除了医方的努力，患者也有很大的责任。患者及家属要了解脑卒中急性发作的症状，一旦出现警示症状，要及早就医。高血压、糖尿病、血脂异常、超重和肥胖等是脑卒中发病的重要危险因素。调查显示，2012 年，我国 18 岁及以上居民高血压患病率为 25.2%，糖尿病患病率为 9.7%，高胆固醇血症患病率为 4.9%，肥胖率为 11.9%，超重率更是高达 30.1%。这些都与不良的生活方式（如不良饮食习惯、过量饮酒、吸烟、身体活动不足等）息息相关。所以，建立良好的生活方式非常重要。尤其是脑卒中高危人群，一定要听从医生意见，积极采取措施进行干预，控制血压、血糖、血脂，改变不良生活习惯（戒烟），积极参加健身运动等。

# 47

# 脾胃虚寒，冬病秋防

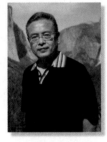

> 朱凌云 > 上海中医药大学附属中医医院脾胃病科主任医师，上海市医学会科普分会主任委员，上海中医药学会中医脾胃病分会副主任委员。师从国医大师张镜人，为"张氏内科"继承人。

防病在先是祖国医学"治未病"的中心内容。冬季易发的一些疾病是否可以在秋季提前干预，予以预防？答案是肯定的。

中医认为天人相应，自然界的春夏秋冬，有一个阳气升发至极盛，再衰弱转而阴盛，周而复始的过程。地域有南北，气候有干湿寒热之分，所有生物依附自然而生存。从消化系统来说，有些胃病在冬季就容易发作。

消化系统的功能跟中医的脾胃功能相对应，在众多的消化系统疾病中有一个比较常见的证型叫脾胃虚寒证。它是由于脾阳不足所致，临床可见胃痛或腹痛隐隐、喜暖喜按、空腹时痛甚、进食后痛减，泛吐清水，纳食不香，精神不振，倦怠乏力，手足发冷，大便溏稀，舌淡苔白，脉虚弱或迟缓。

脾胃虚寒证常出现在慢性胃炎、消化性溃疡、十二指肠炎等疾病中，这也容易理解。立秋之后，自然界之阳气开始逐渐衰减，阴气渐盛，这些可加重损伤脾阳，势必加重此病。所以在秋季给予提前干预，往往起到事半功倍的作用。

脾胃虚寒体质的人，宜食性温味甘辛、健脾温胃祛寒的食物，如羊肉、牛肚、猪肚、干姜、生姜、花椒、胡椒、小茴香、红糖等。其他温阳补脾的方法还有许多，我推荐糯米与粳米对半、红枣、山药、莲子适量熬粥，作为辅食或点心，长期服用。同时，要避免寒食伤胃，这包含二层含义：一不吃或少吃寒性食物：如芹菜、黄瓜、绿豆、马兰头、螺蛳、蟹等等；二是不吃或少吃温度低的食物，如冷饮、冰镇饮料、生拌菜以及一些水果等等。少量间断食用寒性食物，可以降低对脾胃的伤害。

有人认为既然寒伤脾胃，那么到最冷的冬季再当心也不迟，而且比秋季干预更要紧。殊不知冬季虽然寒冷，但现在人们保暖到位，临床上受寒致病的在冬季并不常见。反而是在秋季，天气寒热温度变化大，受寒致病的倒比比皆是。建议脾胃虚寒人士少穿敞胸露腹的西装，注意腹部保暖。

进入秋季，开膏方的季节也快到了。中医传统讲"有胃病的人不宜吃膏方"，主要基于脾胃有病消化能力差。因为冬季吃膏方，是寄希望于用一些补品调整体质。而有胃病的人，脾胃能力弱，不能吸收滋腻的补品，使原本运化比较困难的脾胃雪上加霜，反而伤害脾胃。这种情况在临床上经常可见，这就引申出服用膏方前吃"开路药"的话题。建议脾胃不太好的人们在秋季就可以通过吃"开路药"，把肠胃功能提高一下，有利于膏方的吸收，减少服用膏方的副反应。

　　"老寒胃"们也要对膏方有正确的认识——膏方是中医治病的一种剂型，不要与吃补药画等号。膏方可以治疗多种疾病，其中包含治胃病。膏方就诊简便、服用方便，通过对症下药，许多胃病患者多年的胃疾得以康复。大家也要改变观念，膏方并非越贵越好，符合个体体质，对号入座，就是最好。

# 48

# 学会自我管理慢性病

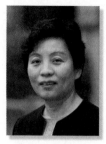

> 朱惠莉 > 复旦大学附属华东医院副院长、呼吸内科主任医师，中华医学会呼吸科分会慢性阻塞性肺疾病学组委员、上海市医学会呼吸专科分会委员、慢性阻塞性肺疾病学组组长。

近年来，慢性病自我管理的理念受到了医学界的推崇。众所周知，大多数慢性病都是难以完全治愈的，治疗的目的往往是控制病情、改善身心功能、提高生活质量等。要实现这一目标，患者就不能完全依赖医生，必须承担部分疾病管理的任务，积极参与到对疾病的治疗和自我保健中，培养相关能力，自己照顾好自己。这就是慢性病自我管理的含义，本质上是一种认知、行为医学的策略和方法。

以慢性阻塞性肺疾病（以下简称"慢阻肺"）为例。据世界卫生组织报道，全世界每年约有 310 万人死于慢阻肺，占所有死亡人数的 6%。我国 40 岁以上人群慢阻肺患病率达 9% 左右，每年因慢阻肺死亡人数逾 100 万。已有研究表明，自我管理在慢阻肺长期治疗中起着重要作用。

首先是与治病直接相关问题的管理。患者要提高就医依从性，学会规范用药，早期识别症状，同时能识别慢阻肺急性加重迹象，及时寻求医疗建议。在生活中，患者还要戒除不良的生活习惯（如一定要戒烟）等。许多研究证实，多向医生请教，通过学习提高对疾病的认识等，能提高患者的自我管理能力。有条件的地区，还可以借助远程医疗监测等手段来提高疗效。

其次是社会角色管理。慢阻肺患者往往会存在一定的孤独感。患者应该取得社会组织、单位、邻居和家人的支持，积极参加各种社交活动，减轻个人的社交孤立感，更好地履行正常的社会角色。现在网络和信息非常发达，很容易找到各种健康教育、病友间互动讨论、医患交流、综合康复治疗的机会。患者还要多参加有益健康的娱乐活动，增加社会接触，融入正常的社交活动中，这对提高生存质量很有帮助。家庭人员的鼓励对于患者对抗疾病、完善自我管理行为非常重要。家庭成员也要多向医生请教或参加相关的培训，学习帮助患者加强自我管理的意识和技能。

最后是情绪管理。重点是减少负面情绪，如焦虑、沮丧、恐惧和绝望。大多数慢阻肺患者害怕失去正常的生理功能、生活能力及社交能力，恐惧疾病的进展和不良的后果。患者要学会自我调节情绪，要树立战胜疾病的信心，相信通过规范、有效的治疗，病情能得到理想的控制。当然，疗效的实现，离不开患者对各种治疗方案的理解和配合。

这三方面的自我管理，其实对大多数慢性病都适用。有效的自我管理，不仅能帮助患者控制慢性病的进展，还能大大提高生活质量。无论医生还是慢性病患者，都要高度重视疾病的自我管理，并在日常生活中、治疗过程中努力实践。

# 病愈不等于康复

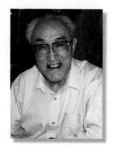

> 南登崑 > 康复医学教授，曾担任华中科技大学同济医学院院长，中华医学会物理医学与康复学分会主任委员等。

常听到"某某康复出院"的报道，出院是否就是康复了？作为祝愿，可以理解，但病愈与康复，其实是两个不同的概念。

按照世界卫生组织所界定的健康定义：健康是身体上、精神上和社会适应上的完好状态，而不仅仅是没有疾病和消除虚弱。这个定义包括了三个方面：躯体健康、心理健康、社会适应能力好。这正是世界卫生组织所倡导的医学模式从生物学模式向生物 - 心理 - 社会模式转变。康复是通过一定手段，特别是训练，恢复、提高伤病所影响的功能，使病人能重返生活、社会、工作，提高生活质量。按照这个概念，病愈或手术后的情况与康复相差甚远。因为病愈或手术只是解除了病理状态，此时的功能还远远达不到上述"健康"的要求，还必须经过或长或短的康复过程，才有可能恢复或重建躯体、心理和社会功能，以达到或接近"健康"。

举一个浅显的例子：某人小腿骨折了，经过处理骨折愈合，但行走依然困难，还必须经过持续认真的康复训练，才能恢复功能。因此，骨折愈合不等于"康复"，只有经过治疗、训练，恢复或重建了功能，才能说"康复"了。在这里，"功能"是关键！正是这个道理，世界卫生组织将使用了20多年的《国际伤病、残疾、残障分类》重新修改制订成为《国际功能、失能与健康分类》，强调功能在人们的日常生活、工作和社会活动中的重要性。卫生界早期强调的"治病救命"固然正确，而且由于医学科技进步，能救治的病人愈来愈多，但是如果缺乏全面的功能，被救治存活者的生存质量肯定很低，有时甚至终身需要他人帮助，这对于个人、家庭、社会都是极大的负担。只有康复的早期介入，尽早采取措施，保持、恢复、重建功能，使人们重回工作、社会、生活，能参加有收入的工作，生存、生活质量才能提高。

一切在于功能！不仅是局部功能，而且是整体功能。譬如小腿骨折，骨折后必须固定，膝关节保持伸直，防止旋转。在固定期间进行踝关节屈伸和股四头肌肌力训练，2~3周后，可以进行膝关节屈伸活动。在骨折线模糊后，可以使用腋拐进行不负重的行走，为骨折愈合后的进一步步行训练打下基础。骨折愈合后需要经过训练恢复步行，恢复身心健康，直至恢复工作，回归社会。

功能观，不仅需要医务人员具备，也需要病人及其家属掌握。目前人们认识上存在"误区"，谈到医疗、治病，就问有什么好药，有什么手术。这对于解决病理问题是对的，但是要达到"恢复健康"就远远不够了，必须时刻牢记全面的功能观，并积极努力地为此寻求解决办法。只有病人积极努力，包括刻苦坚持锻炼，才会有全面的功能恢复和较高的生活质量。

# 看病，最好去不做广告的医院

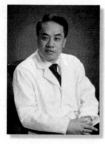

> 顾晋 > 北京大学肿瘤医院结直肠肿瘤外科主任医师、教授、博士生导师，北京大学首钢医院院长。中华医学会肿瘤学分会前任主任委员、中国抗癌协会大肠癌专业委员会主任委员、北京抗癌协会常务副理事长。

　　王老师退休多年，近来自觉大便带血，这可把他吓坏了。王老师的儿子赶紧上网查找，查到了一家"专治"便秘、便血的诊所，前后几经周折，花去了上万元，买回了一大堆治疗痔疮的药品，病却没有治好。王老师症状加重后，一家人更担心了，他儿子又是上网查找，又是请教医生朋友，最后来到北京大学肿瘤医院。就诊后，王老师被确诊直肠癌。

　　生病了，不知道该去哪家医院看病，这是很多人都遇到过的问题。随着网络的普及以及各种就医信息的完善，通过网络搜寻符合自己期望的目标医院，成为很多人就医前的必修课。但不少人在寻找正确就诊医院的路上，走得并不顺利。上面讲的王老师的例子，只是我大量病人中的一个普通代表。

说起看病这回事，一些会议和科普讲座中，也经常有人问我，得了病去什么医院看最好？大医院看不上病，小诊所又骗钱，到底该去哪里？

我怎么回答呢？在信息高度发达的电子时代，我们应该怎样去找医生、找医院？网络、广播、电视、电话、报纸，大量的信息，我们又何去何从？我的回答是："去没有做广告的医院看病！"

现在的网上，做宣传的医院林林总总，多如牛毛，但是如果你仔细看就会发现，顶尖的医院是不会做广告的！其实，选择一家离自己家相对较近的公立医院，多数是没错的。但是，在北京、上海这样的大城市，还真的很难选择，因为大型医院、公立医院太多了，既有综合医院，又有专科医院，到底去哪家呢？

从医生的角度看，我觉得总的原则是：小病，比如头疼、感冒就不必到大型三甲医院，到就近的社区医院或区属医院即可；重症、突发急症，要到就近的有急诊的医院，他们治不了的话，自然会推荐您去大型的三级医院；慢病，按照症状，网上可以找到医生，但是要看口碑，看所属医院，千万不要看精致的广告，要看网友的评论。

现在，很多人已经懂得小病去小医院的道理，但如果是严重一点的病，特别是疑难杂症，大部分人都希望能到"对头"的医院和医生那里进行诊治。在不了解医疗界的情况下，很多人求助于网络。那么，怎样才能找到"对头"的医院和医生呢？

什么是对头？怎么对上头？首先要有大致的分析。即使您没有医学知识，一般的知识也用得上的。"头痛头晕、四肢无力、语言困难、偏身麻木"，一定是神经系统出了毛病，要去找神经专科强的医院。"车祸外伤、骨折"大家都知道要去骨科，搜搜"创伤"一定有许多医院跳出来。"便血、呕血、上吐下泻"一定是消化道出了毛病，搜"消化科"会八九不离十。身体上起了包块，肚子鼓起来了，可能是生了肿瘤，搜索"肿瘤"，大致也没错。

由此可见，症状是一个找医院的入口。但是，搜"症状"容易，选"医院"不容易，找出了许多医院后，就要认真分析了。还是那句话，找政府办的大型医院更靠谱。需要特别提醒的是，一些非常"专"的医院有时是虚大于实的，一般大型的公立专科医院不会以一个症状或疾病来命名；看到广告"专治××病"，也一定要警惕。

# 51

# 警惕：科普也有假

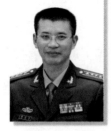

> 缪晓辉 >  感染病学教授，曾担任中华医学会感染病学分会副主任委员、上海市医学会感染病学分会主任委员等职。

缪晓辉

你也许经常读医学科普文章，但读着读着，你可能会感到困惑，感到无所适从。有人说"不能喝隔夜茶"，有人却偏偏说"隔夜茶好"；这家杂志说"生命在于运动，多活动对身体有益"，可那家报纸登了一条新闻，介绍某寿星长寿的秘密就是一个字——"静"！这里说"肥肉不能多吃，多吃容易生病"，可又有人说了，"肥肉补脑，毛泽东特聪明，与多吃肥肉分不开"；国人皆知"吃冷东西伤胃"，可人家"老外"，一年四季无论喝什么饮料，都不能少冰块，但也没听说他们的胃病比我们多。

这到底是怎么回事？是非何在？

首先，我们决不能否认医学是一门博大精深的科学。今天的医学看起来已经很发达，其实不然，我们对医学还知之甚少，医生们能完全治好的病还真不多。很多认识是需要时间的。

其次，要学会识别真伪。科普也有假！怎么识别呢？第一，读"大"书、"大"报，听"大"家的话。那些街头小卖、没有刊号、封面花哨的书刊报纸，不看不信。第二，正确对待广告。目前介绍药品、医院、保健品的广告，鱼目混珠，非常容易混淆视听，需要注意鉴别。提醒大家注意，凡是经批准的非处方类药品，极少在大众媒体上做广告宣传。第三，请教医生。读者或许要问，医学科普读物不是医生写的吗？是的，但我向大家说明三个情况：一是医生的医疗水平有高低，表达水平也参差不齐；二是有些医学问题还有争议，如果医生对有争议的问题发表个人观点就有可能误导；三是小型刊物登载的科普文章可能不出自名家之手，可能存在谬误。综上所述，读者一旦有不明之处，还是应该到正规医院找专家讨个说法。第四，学会自我判断。一旦读到观点截然相反的科普文章，其中必有真伪。要特别警惕"雇佣专家"——被药商雇佣来宣传产品的号称专家的人。这种借科普之名做广告之实的情况很多，这种所谓科普文章常常是先介绍某种病的常识，然后马上引入某种药品或保健品对这种病是如何有效，甚至会给出许多"很有说服力"的数据，人们应该警惕。

最后，要明白"普"就是"普"，是常识，不可能很深入。读科普的目的是：了解常识，学会一些自我保健、自我保护的本领，知道如何找合适的医院和医生看病，但不是让大家都成为医学专家。医生是一个专业性很强的职业，医生都是要经过严格的和终身的医学训练。医学知识和医学实践内容庞杂，生了一次病、看了几篇文章的病家，怎能成得了良医？笔者经常遇到一知半解的病家，他读了几篇科普文章后就把自己折腾得"濒临崩溃"，闹了半天其实是"疑病症"。这种现象会干扰医生判断病情。

# 52

# "对人下药"，用药讲究个体化

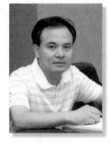

> 张玉 > 华中科技大学同济医学院附属协和医院药学教研室主任、临床药学研究室主任，主任药师、博士生导师，中华医学会临床药学分会副主任委员。

我国每年约有 30 万儿童因滥用抗生素而导致药物中毒性耳聋，有的儿童甚至因此失去生命。在我国住院患者中，每年约有 192 000 人死于药品不良反应。在美国，这一数字也超过了 10 万。滥用药物及药物的不良反应已经严重影响人类的健康。

传统的药物治疗，大多是"千人一药，万人一剂"，用药不分你、我、他。相信下面的情况大家一定不陌生。治疗一些常规疾病，如咳嗽等，医生通常会给患者开些常用药物。若疗效不佳，则考虑调整剂量或换用其他药物。这种传统的医疗模式，被称为"试错医学"，不可避免地具有滞后性，容易延误最佳治疗时间，在无形中浪费了医疗资源，增加了患者的经济负担，也可能带来一定的安全隐患。

在"试错医学"的基础上，"个体化用药"应运而生。个体化用药，是指以个人基因组信息为基础，结合蛋白组、代谢组等相关内环境信息，为患者量身设计最佳治疗方案，以期达到治疗效果最大化和副作用最小化的医疗模式。简言之，就是从对"症"下药，变为对"人"下药。

早在 1999 年，美国就率先提出以遗传为导向的个体化用药的理念。2005 年，美国颁布了面向药厂的"药物基因组学资料递呈指南"，规定药厂在提交新药申请时，必须提供该药物的药物基因组学资料，以推进"个体化用药"进程。时至今日，美国已经有很多明确规定需要通过基因检测、实施个体化用药的药物。

我国的个体化用药起步较晚。直到 2009 年底，我国三甲医院才开始关注和介入药物基因检测领域。目前，随着各大医院和医药研究机构研究的推进，我国的个体化用药已经风生水起。

研究发现，药物给患者带来的疗效和副作用与患者本身的基因关系巨大。在用药前，先进行相关的基因检测，确定基因的多态性，就能预先了解药物对患者的疗效和副作用，做到有的放矢、"量体裁药"。比如，华法林虽然是一线抗凝药物，但用药剂量很有讲究，过量容易导致出血，量不足则达不到抗凝效果。如今，通过检测两个特定基因，并结合其他因素，医生可为患者计算出个体化的用药剂量，最大限度地减少副作用，提高疗效，节约医疗成本。在肿瘤治疗领域，药物基因检测正发挥着巨大作用。目前，很大一部分肿瘤患者在确诊时，已属中晚期，如何在最短的时间内找到最适合的药物和最佳的剂量，迫在眉睫。以肿瘤靶向药物为例，虽然这种药物在肿瘤治疗市场上一片红火，但患者体内的肿瘤细胞上必须有符合相关靶向药物"打击"的靶点，才能真正起效。也就是说，肿瘤患者在使用靶向药物前，应做相关基因检测，以便获得最佳疗效。

　　眼下，个体化用药如火如荼，在肿瘤、心血管、神经、精神、感染等多个医学领域均有涉猎，药物基因检测的费用也大大降低，离老百姓的生活越来越近，但要"广泛开展"，尚需时日。随着科技水平的不断提升、人们认知水平的不断提高，以及医务工作者的不懈努力，"个体化用药"必定会在中华大地遍地开花，结出丰硕的果实。未来，每个人都会拥有一套"基因身份证"，里面储藏着个人全部的基因组信息。在用药前，只需要扫描一下"基因身份证"，就可以将适合患者的药物种类、剂量通通罗列出来，方便、安全、高效。

# 53

# 老年人用药应做"减法"

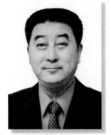

> 高海青 > 山东大学齐鲁医院老年病科主任，主任医师、教授、博士生导师，中华医学会老年医学分会委员。

人到老年，往往多病共存。因"治病心切""恨病吃药"，加上受一些用药误区和不当宣传的影响，不少老年人迷信补药、名贵药、新特药，轻信秘方、偏方，吃药跟着广告走，把保健品当药吃，常常同时使用多种药品、保健品，剂量也偏大，而且许多药物还是未经国家批准的自制药物。此种现象令人十分担忧。

事实上，由于器官功能下降，老年人用药后，药物之间的相互作用增加，不良反应发生率明显增高，严重影响到老年人身心健康。据统计，老年人药物不良反应发生率是年轻人的 2~7 倍，60 岁以上老年人的死因有近半数与用药有关。

其实，药物不是吃得越多越好、越有利于治病，用药不能简单地用

"加法"，而是最好用"减法"。"减法"，不仅体现在药物种类上，还体现在服用剂量上。

在药物种类上，应该能少用就不多用。因为同时服用多种药物，常造成药物相互作用增加或药效降低。老年人用药，应请正规医院的医生根据老年人生理、病理以及药代动力学特点，在正确诊断的基础上，尽量选择疗效肯定、能缓解症状并纠正病理过程或消除病因的药物，遵循"最少数量药物、最小有效剂量"的原则，一般不要超过4种药。

在药物剂量上，也要做"减法"。《中国药典》规定，60岁以上的老年人，用药量应为成人量的3/4，80岁以上老年人，只能用成人量的1/2。有的老年人治病心切，擅自加大剂量或增加服药次数，这是十分危险的，很容易发生中毒或其他不良反应。

老年人要想做好用药的"减法"，不妨从以下几方面着手。

先食疗，后用药，小病尽量别吃药。老年人用药之前，可先请教一下医生，是否可以采取不服药的其他方法。比如，遇到伤风感冒这样的小病，最重要的是休息，同时可以通过食疗促进康复。如：风寒感冒可以喝些生姜红糖水；头痛、关节痛等慢性疼痛可以先做理疗、按摩、针灸等，不要依赖止痛药。当然，如果病情严重，非用药不可，一定要在医生的指导下选用疗效确切、毒副作用小的药，及时用药。

先中药，后西药，注重调理很重要。人们常说，"三分治七分养"，中药多属于天然药物，如果是名医诊治、应用得当，则可标本兼顾，具有独特的优势。老年人多患慢性病或有老病根，一般情况下，可用中药进行调理。

能外用，不内服；能内服，不注射。为减少药物对身体的毒害，能用外用药治疗的疾病，比如皮肤病、牙龈炎、扭伤等，可先用外敷药解毒、消肿，最好不内服消炎药；能用内服药使疾病缓解的，就不必用注射剂。有些老年人觉得输液好得快，其实不然。据统计，一半以上的输液是不必要的。国际上公认的用药方针是：能口服的不肌肉注射，能肌肉注射的就不输液。即在用药方式中，口服应占 50％以上，肌肉注射占 30％~40％，输液只占 10％左右。

**注意观察用药反应，发现异常及时停药。**老年人在用药过程中，要注意观察有无不良反应，如有异常，当及时停药。日常生活中，老年人还应该对所用药物进行详细记录并保存，就诊时带好用药记录，并尽量看固定的医生，这样能让医生开处方时更准确地考虑到药物的相互作用，从而做到尽量少用药。

# 54

# 有钱也别多吃药

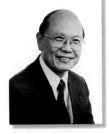

> 王传馥 > 老年病学专家，曾任复旦大学附属华东医院院长、上海市老年医学研究所所长。

老年人是一个庞大的群体。据披露的数据，2005年我国60岁以上的老年人已达1.43亿，占全国总人口的11%以上。老年人数量之大，医疗保健任务之重，是前所未有的，形势将愈来愈严峻。

人到老年，衰老进程加快，器官功能减退，免疫功能下降，患病的概率增加，因此，大多数老年人一身多病。有人统计过，老年人身患疾病种数与年龄成正比：61~70岁平均5.6种，71~80岁平均7.2种，81~90岁平均9.4种。身患的病种多，用药的品种自然也多。有报告显示，一张处方开4~7种药，这类处方占总处方数的74.9%。

当前，老百姓普遍对"看病难""看病贵"意见很大，但我们也不应忽视另一个现象的存在：即一些有条件的就医者，往往主动要求医生为他

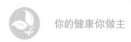

（她）多开药、开好药，而所谓好药，当然是贵的药，进口的药。如患有冠心病，同时应用作用相同的药物 3~4 种，用了西药，还要用中药；用了国产药，还要用进口药。"只要条件许可，用药多多益善"是他们的主要想法。

诚然，药物可以治愈许多疾病，也可以缓解一些疾病。但是，药物还可以致病。俗话说"是药三分毒"，就是这个道理。老年患者本身用药就比一般人要多，倘若再持有"用药多多益善"的观念，既是很大的浪费，也对自身健康危害甚大。

曾有报告显示，同时应用 5 种药物，药物不良反应发生率为 18.6%，同时应用 6 种以上的药物，不良反应发生率升至 81.4%。药物不良反应，轻则表现为过敏性药疹，重则为过敏性休克以及肝、肾功能衰竭等。对老年人而言，药物带来的不良反应更为严重。之所以如此，其主要原因有三：一是由于老年人肝、肾功能减退，清除药物的能力下降，当药物进入体内后，药物容易蓄积，从而产生不良反应，同时，蓄积的药物又增加对肝肾的损害；二是用药品种多，服用时间长，容易发生药物之间的相互作用，增强药物的毒性；三是老年人对药物的敏感性增加。所以，老年患者用药必须审慎，要始终坚持合理用药。

那么，具体该怎么做呢？该用的药一定要用，治疗的药、预防的药、诊断疾病的药都要从较小剂量开始；不该用的药坚决不用；可用可不用的药尽量不用；有国产的药，不用或少用进口的药；用了西药，尽量不用或少用中成药；一种药物能有效治疗一种病，就不加第二种药。有的疾病要常年用药，如高血压、糖尿病等，还有许多疾病用药应制订疗程，疗程结束，药物就停用。此外，服用保健品前，老年人也一定要先听听医生的意见。

# 55

# 掌握点灾难救援的知识和技能

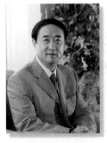

> 刘中民 > 同济大学附属东方医院院长、教授、主任医师、博士生导师，中华医学会灾难医学分会主任委员。

刘中民

当发生火灾时，躲在哪里最可能活下来？当地震来临时，幸存者在等待救援的过程中如何维持生命？当被拥挤的人流挤倒时，什么姿势最可能保护心脑不受伤害？当有人猝然倒地时，如何在第一时间采取有效急救措施，为其争取生存机会？当煤气泄漏时，该如何正确处置？这些问题看似不难，似乎每个人都能说出一些办法，但要完全说明白、并在灾难来临时沉着应对，却并不容易。

很多人觉得，灾难离自己很遥远，学习救援知识和技能的要求并不那么迫切。实际上，在灾情现场，往往没有及时、足够的救援人员和装备可以依靠，专业救援队伍的到来受时间、交通、天气等诸多因素的影响，往往难以在救援的"黄金1小时"内展开有效救助。在这种情况下，灾难现

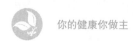

场的灾民具有双重身份——既是被救者，也是救援者。在力所能及的情况下，及时采取自救和互救措施，可以将伤害降到最低限度，使伤员获得更多生存机会。

以水灾为例，城市暴雨内涝有时离我们并不遥远。若在驾车行驶途中，突遇山洪、城市内涝等险情，汽车在积水中熄火时，是再次点火，还是尽快弃车并转移至安全地带等待救援？若汽车逐渐沉没水中，车外压力高于车内、车门无法打开时，正确的做法又是什么？是惊慌失措、坐以待毙，还是尽可能用安全锤、司机头枕等硬物敲碎车窗玻璃，或等车内有部分积水、车内压力有所升高时，再努力一次争取打开车门逃生？当灾难降临时，生与死，往往就在"一念之间"。想要在危难时争取更多生存机会，掌握必要的救援知识和技能是至关重要的。

当前，自救与互救技能匮乏、逃生演练空缺，已成为我国城市安全事故转化为灾难的诱因。面对突如其来的灾难，如何沉着冷静地进行自救与互救，是广大中国百姓必须补上的一堂知识课。

作为灾害频发的国家，日本的经验值得我们借鉴。日本政府十分重视对国民进行灾难逃生、救生知识技能的教育与培训，提倡"自救、互救、公救"的理念。当灾害发生时，居民首先开始"自救"，然后是邻里社区"互救"，最后才是政府施行"公救"。每年的 9 月 1 日是日本的"防灾日"。这一天，日本各地都会开展防灾救灾活动，安排儿童"避难"是防灾演习的重要一环。即使是小学一年级学生，都能在 2 分钟之内，用口罩捂着嘴、弯着腰，从教室跑到操场，镇定而有序。事实证明，准备程度和应对能力不同，灾害所造成的损失也不一样。比如同样级别的飓风，在菲律宾和日本造成的损失为 17∶1。

为了提高灾难应对能力，中华医学会灾难医学分会成立。灾难医学强调和重视"三分提高、七分普及"的原则，即要以"三分力量"关注灾难医学专业学术水平的提高，以"七分努力"向广大群众宣传普及灾难救生知识，提高普通市民的应急救援能力，并定期对经常接触灾难事件的重点人群（如警察、消防员、教师、车站码头服务人员，以及各种重大集会的志愿者）开展灾难预警训练、心理素质锻炼及基本知识培训，以提高广大民众灾难事件中的救生能力。

# 56

# 远离毒品，从自我反省做起

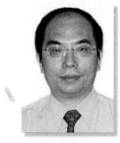

> 郝伟 > 中南大学精神卫生研究所主任医师、教授、博士生导师，世界卫生组织成瘾行为与健康合作中心主任，中国药物滥用防治协会会长。

　　毒品危害巨大，但每年总还是有一些人会染上毒瘾，令人痛惜。如何才能从根本上防止吸毒呢？从事成瘾问题研究多年，这是我一直在思考的一个问题。

　　大家一直以为，未成年人容易染上毒瘾。虽然不乏这方面的例子，但实际当中，20 岁以上、已参加工作的吸毒者占了很大比例。这说明，染上毒瘾并非只是因为"年幼无知"，而是有自身的原因。我们还注意到逆反心理较重的人群，比如，他们可能喜欢染头发、文身，独树一帜，与周围环境格格不入……他们也比普通人群更易与毒品发生接触。究其原因，可能这一人群喜欢标新立异，错误地把吸毒当成了"时尚的标志"；而且，生活在这样的群体中，更容易受同伴影响而尝试毒品。还有一些白领，他们在焦虑、心情差等时，为了解决情绪问题、缓解心理压力，采取了轻则抽烟、喝酒，重则尝试吸毒的错误"减压"方式。

显然，吸毒是有深刻自身原因的。为此，我们特别要提倡：远离毒品，从反省自身做起。

首先要反省，我们是不是真的了解了毒品、理解了毒品的危害。现在，人群中流行"软毒品不上瘾"这样的谬误观念。"软毒品"正规的叫法是合成毒品，包括氯胺酮、苯丙胺类毒品等。虽然没有海洛因"那么毒"，但仍然属于毒品。既然是毒品，吸食后就会成瘾，不吸就会不舒服、产生戒断症状，当然还有其他一系列危害。因此，我们要反省：是不是轻视了毒品的危害？是不是错误地对毒品抱有侥幸心理？我们是不是还对毒品持有很多错误观念？

其次，要反省自己是否交往了适当的朋友。大量数据表明，第一次吸毒极少是一个人自己单独买毒品吸食的；第一次吸毒，往往是有所谓"朋友"的指使、诱惑。因此，交友非常关键。反省一下：自己交的朋友人品如何？他们有哪些不良嗜好？朋友是不是试图引诱自己尝试毒品？古人说：近朱者赤，近墨者黑。因此，一定要注意慎重交友。

此外，还要反省自己处理问题的方式。比如，遇到情绪问题，自己解决问题的方式是否适当呢？自己是不是曾经采取消极措施应对生活压力、不良情绪？比如，自己是不是总喜欢用抽烟、酗酒等方式应对不良情绪？如果是，就要加以改进。因为有的人习惯了用消极方式对付不良情绪，在一定场合和条件下，就有可能采取吸毒的方式来缓解压力，那样就会酿成大错。另外，很多人在喝酒后，由于受酒精的影响，也更易受到诱惑、指使而尝试毒品。

远离毒品，关键要靠自己。吸毒没有合理的理由，根本上要从自身找原因。要不断反省自己、敢于担当，只有这样才能真正地对自己负起责任。不妨再反省一遍：毒品的巨大危害自己是否已经深刻理解？不接触毒品，身心是否更健康，生活是否更美好？自己是不是应该珍惜这一切，下决心与毒品保持远距离呢？

# 57

# 不要戴着有色眼镜看性病

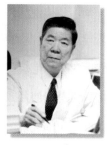

> 傅志宜 > 生前为天津医科大学总医院皮肤性病学科教授，曾任中华医学会皮肤性病学分会副主任委员兼性病学组组长。

　　不少人有一种误解，其中甚至包括一些非性病专科的医学界人士。一提到性病，他们马上就会联系到"性乱"。于是，当听说某人得了性病，很快就推断他一定是"干了什么坏事""对爱情不忠""对家庭不负责任""道德品质有问题"，等等。那么，这种推断合理吗？

　　首先，性病也是众多疾病的一种，是病原体对人体的侵害而造成的。性病的核心是一种"病"，就这一点来说，不应该"另眼相看"。因此，患者要以严肃的态度对待性病，而旁人也应该同情性病患者。

　　其次，性病虽然都能通过性行为传染，但发病并不都是性接触。占性病发病人数首位的非淋菌性尿道（宫颈）炎，主要病原体是沙眼衣原体和支原体。但据统计，沙眼衣原体在我国不同地区已婚（一夫一妻）妇女查体中携带率在 7%~20%，解脲支原体在已婚（一夫一妻）妇女中携带率 17.7%。事实上，在临床上，非淋菌性尿道（宫颈）炎患者可能夫妻双方都没有婚外性接触。另外，尖锐湿疣也不是 100% 都通过性行为感染；艾滋病、梅毒还可通过血液传播。这些都说明：并非每一个性病患者一定都是性乱者。

此外，现在除了艾滋病缺乏有效的治疗手段外，绝大多数性病是完全可以治愈的，而且治疗方法并不复杂。迄今为止，没有发现梅毒螺旋体对青霉素耐药，所以普鲁卡因青霉素或者卞星青霉素肌肉注射就是治疗梅毒的特效药。尖锐湿疣病毒就在疣的局部，至今没有发现全身的病毒血症，因此最有效的治疗就是采用不同的方法（外用药、激光、冷冻、电烧、手术等）除掉局部疣体及病毒。引起淋病的淋病双球菌也不顽固，使用现在常用的头孢曲松、大观霉素等肌肉注射或口服头孢类抗生素可很快治愈。非淋菌性尿道（宫颈）炎口服药有三大类：四环素族、喹诺酮类和大环内酯类（俗称红霉素类），选择其中一种药物口服完全可以达到很好疗效。所以，患者一定要树立战胜疾病的信心，早诊断、早治疗；只要正确诊断和治疗，多数性病是完全可以彻底治愈的。特别提醒一下，患者得病以后不要到不正规的医疗机构去诊治，因为以赚钱为目的的不正规的治疗，会让病情迁延不愈，加重患者的心理负担，耽误疾病的治疗。倒不如大大方方去一些正规大医院皮肤性病科治疗。

总而言之，对于性病还是要客观冷静地看待。尤其是患者，不要心理负担过重，以免做出错误的选择。当然，也不能走到反面而对性病掉以轻心，那样也非常不妥。

# 58

# 了解艾滋病，向"零"迈进

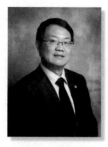

> 卢洪洲 > 上海市公共卫生临床中心主任医师、教授，中国性病艾滋病防治协会学术委员会副主任委员，中华医学会热带病与寄生虫病学分会主任委员。

"零艾滋"是指零艾滋病病毒（HIV）新发感染、零歧视以及零艾滋病相关死亡。

目前，艾滋病流行已经开始从特定高危人群向普通人群蔓延，表现在性行为成为主要的传播途径。性传播具体包括男男同性性行为、卖淫、嫖娼等等。男同性恋者、暗娼和嫖客、性病患者等，都属于 HIV 感染的高危人群。更严重的是，在不知情的情况下，感染者可通过无保护的性接触将病毒传染给配偶或恋人等 HIV 阴性人群。

面对新的形势，如何才能实现"零艾滋病病毒新发感染"的目标呢？首先，对于传统的传播方式，仍要保持高度警惕，不能有丝毫思想上的放松。具体而言，静脉吸毒人群应戒毒或者杜绝和别人共用针头；已经感染

HIV 的育龄期女性，要积极接受抗病毒治疗，妊娠与分娩要采取科学的母婴阻断措施；一般人群接受美容、文身、穿耳洞以及修脚等可能有创的行为时，尽量到消毒措施完备的正规机构或者场所进行；还应避免共用牙刷和剃须刀，等等。

性传播成为目前 HIV 传播的主要途径，则提示人们一定要保持健康的性行为方式，应当坚持预防艾滋病的 3 大"法宝"：①节制：节制性行为或者推迟发生初次性行为的年龄。②忠诚：对伴侣保持忠诚或者降低性伴数量。③安全套：要坚持使用安全套，且要确保性交过程中全程、正确使用安全套。掌握以上三条原则可有效避免 HIV 的性传播。

现在，经过宣传，大家对艾滋病已经不再那么陌生，但对艾滋病感染者的歧视和偏见仍然存在。我个人认为，这与大家对艾滋病科学知识的了解不够有很大的关系。艾滋病病毒从发现至今已有三十多年历史了。从传播途径来看，一般生活与工作接触是不会造成艾滋病传播的。因此，大家大可不必担心日常接触导致感染。艾滋病感染者其实也是受害者、疾病的患者，理应得到同情与理解，他们也能享有入学、就业等各种权利。要做到"零歧视"，首先就必须树立科学的观念，其次还要全社会共同努力。曾经出来一条消息，是说沐浴场所应在显著位置设立"禁止性病、艾滋病患者入浴"的警示标志。且不说规定本身有多少的可操作性，增加这样的规定反而可能会加剧人们对艾滋病的误解、歧视和恐惧。像这类做法还是少一点的好。

一般地说，艾滋病临床无症状期平均时间为 5~8 年甚至超过 10 年；进入艾滋病期（有症状）后，如果能够长期接受医学观察，坚持治疗，则可以大大增加生存时间，甚至有望长期生存。患者在免疫细胞（CD4 细胞）正常时就开始抗病毒治疗，且长期坚持定时服药，其寿命与正常人相差无几。因此，确诊感染后一定要尽早接受正规的治疗。高效抗反转录病毒疗法（即 HAART，俗称鸡尾酒疗法）是目前治疗艾滋病最根本的方法，自 1996 年问世以来，已使得艾滋病从一种致命性疾病变为一种可以治疗的慢性疾病。通过接受正规合理的抗病毒治疗，实现"零艾滋病相关死亡"并非空谈。

# 59

# 为艾滋病感染者创造一个宽松环境

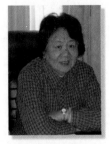

> 曹韵贞 > 艾滋病研究专家，曾任中国医学科学院、中国协和医科大学艾滋病研究中心常务副主任，原卫生部艾滋病专家咨询委员会副主任委员等。

早些年前，艾滋病在中国的知晓率是很低的，即使是医务人员，大多数也未必知道。后来，随着艾滋病在中国的发现率逐步增加，国家对艾滋病防治措施的日益加强，艾滋病知识的宣传从城市走向农村，针对艾滋病病毒（HIV）和艾滋病（AIDS）的临床治疗也已从城市医院的小规模进行发展为国家对农村地区的大规模免费治疗……知道"艾滋病"这个病名的人越来越多了。

然而，人们对艾滋病的基本概念，包括传染途径和防治手段等仍有许多混淆不清的地方，对 HIV 感染者的歧视普遍存在，包括恐惧、厌恶、鄙视等。比如 HIV 感染者"不能上学"，包括小学、中学和大学。曾有校方称不能上学的理由是："如果收了他（她），其他学生都要求转学。"诚然，HIV

可以通过血液传播，而孩子们在一起免不了会磕磕碰碰，一旦 HIV 感染者出血了，那么和他（她）在一起的孩子有可能被感染。这话说得也有一定的道理，但只要采取预防措施，这种现象是完全可以避免的。作为家长，能不能换一个立场：如果您的孩子是无辜的 HIV 感染者，您又如何保护您孩子的身心健康呢？教育工作者们应该对 HIV/AIDS 有高度的认识，理直气壮地制定学校的规章制度，合情合理地向家长解释，为感染 HIV 的孩子们提供就学的机会。

值得警惕的是，严重的社会歧视很可能将 HIV 感染者"转入地下"。要想让一个社会保持和谐安定，做到既保护自己，又保护他人，就应鼓励他们自愿接受检测和咨询。如果害怕身份一旦暴露后会受到种种歧视，他们就不会主动接受诊治。这么一来，隐蔽起来的 HIV 感染者会越来越多，将 HIV 传染给一般人群的机会也就越来越大。

艾滋病不是某个国家、某个民族或某个人群的敌人，而是人类的公敌。社会的每个成员都应明白这么一个道理：对 HIV 感染者持有歧视态度，反而会使 HIV 日趋播散。加强艾滋病知识的深入宣传，加强医护人员的自身提高，尽最大可能消除偏见和歧视，为 HIV 感染者留有一个宽松的生活环境，对防止 HIV 的传播绝对是有所裨益的。

# 防癌抗癌篇

# 肿瘤，预防比治疗更重要

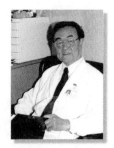

> 孙燕 > 中国工程院院士，中国医学科学院肿瘤医院教授，我国肿瘤内科治疗专业奠基人。

我从事的专业是临床肿瘤学，接触的都是大病，而且常常是令人听了生畏的癌症。大半生的医生生涯，我最大的体会是肿瘤预防比治疗更重要。

2006 年，世界卫生组织（WHO）经过多年专家论证，将肿瘤定位为"可控慢性疾病"。我在 20 世纪曾担任 WHO 癌症部咨询委员，参加过讨论：到底把癌症分到哪一类疾病里面去？那时候我们专家都说：最好把癌症单分成一类病。可是经过 20 多年的讨论，世界卫生组织正式公布癌症是一类慢性疾病。慢性疾病的形成是一个很慢的过程。那么，肿瘤怎么会形成呢？

一个正常的细胞，长期在某些外因，包括物理性、化学性、生物性的因素作用之下，还要具有一定内因作为条件，才会发生变化：开始是有点增生，还有一部分慢慢化生，在这些阶段还是可逆的。但是，如果还继续作用下去，有一部分的细胞就变成了恶性细胞。这种恶性细胞一旦形成以后，就是我们常说的具有过度增生的能力了。肿瘤细胞发展也有规律，但是和正常细胞不同，这样就形成了肿瘤。肿瘤分为良性和恶性。我们一般所说的癌症是指恶性肿瘤。

从我们现有的大量资料来看，一个正常细胞转变成一个恶性细胞，需要经过很长的时间。云南个旧锡矿防治肺癌的经验表明，矿工职业性肺癌的形成大约需要 30 年。所以癌症不是急性病。很多人认为癌症是突然发生的，这种概念是不对的，慢性病需要有一个过程。我们说肿瘤的发生需要很长的过程，在此期间既可以预防，又可以通过检查早期发现，早期治疗，彻底治愈。

我从 60 岁以后就在各种可能的场合宣传我们总结的"防癌四条"。从反馈来看异议不多，但实际真正领会并且实行的比例有多少？所以需要反复由我"老生常谈"：一是远离致癌物质和改善不良生活习惯，二是每年进行有效的健康检查，三是治疗癌前病变，四是适当锻炼、保持身心健康。

我这里最重要的忠告之一是，如果你们像我一样了解吸烟的危害，就应当下决心戒烟。吸烟不但会导致肺癌，吸烟还和其他癌有关系。吸烟的数量越多，吸烟的时间越长，患癌症的机会越多。大家常常问的一个问题是，为什么有的人吸了一辈子烟没有得肺癌？还有很多人没有吸烟，为什么也得了肺癌？真正说来，导致癌症发生的因素是很复杂的，除了一定的外因，还要有一定的内因，长期作用才会发生。

下面这些忠告也同样非常重要：为了长远的健康，下决心适当活动，不要乱吃以免导致肥胖；不计较鸡毛蒜皮小事，保持心情愉快；生活要有规律，没有必要不要过度劳累。另外，有了病要找医生，不要自己拖延，更不要讳疾忌医，非到了"晚期"才来。

# 61

# 游泳和买菜，助肿瘤患者康复

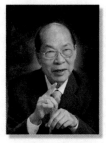

> 汤钊猷 > 中国工程院院士，复旦大学附属中山医院肝脏外科教授、复旦大学肝癌研究所所长，曾任上海医科大学校长、中华医学会会长。

汤钊猷

笔者从事癌症临床与研究 40 余年，看到一些使笔者不解的现象。例如，同样是小肝癌切除或全身化疗，尽管原先病情相仿，但结果常常差别很大。究其原因，除了癌肿的恶性程度不同外，病人在治疗前后的全身状况如何，也影响着疾病的预后。

30 多年前，我曾经接诊过一位肝癌病人，手术后不久就发生了两肺广泛转移。从胸片上看，其肺内的转移灶如"满天星"。当时，肝癌广泛肺转移是没有办法治疗的，我只能给他用一点小剂量化疗（隔天注射氟尿嘧啶 250 毫克），以示安慰。半年后，这位病人来医院复诊，红光满面的。我非常吃惊，让他复查胸部透视。放射科医生看后对我说："肺部没有事。"我很疑惑，问他用过什么药。他告诉我说，除了隔天一针的化疗外，其他什么药都没用。我又问他，这半年是怎么过的？他说，他每天骑车到郊外3小时，每周吃1只老母鸡，精神很好，心情也不错。由此可见，全身状况的好坏对癌症康复的效果和预后应有很大影响。

无独有偶。2010年5月，一位女病人来我的门诊复诊。4年前，她因为肝癌做了肝叶切除手术，术后没多久又发生了肺转移，再行手术切除。之后，我建议她用干扰素，并坚持游泳。如今，她脸色红润，精神很好，各项检查均正常，未见复发。她告诉我说，她一直用干扰素，每天坚持游泳，4年来从未停过。

像上述肝癌切除后坚持锻炼的病人，在我这里至少已经有6人。经随访观察，他们的情况都比较好。我不禁想问：游泳能否作为医生的"处方"来开呢？对肿瘤病人而言，坚持游泳至少可以让他们在心理上认为自己是"正常人"，有助于癌症的康复。我从六十岁起就坚持游泳，现在虽已年过八十，但仍坚持隔天游泳，每次游30分钟左右，约游500米，自觉身体状况还好，思维还清晰。我想，适度游泳可能有提高免疫功能的作用，可能还有调节内分泌的作用。

对于年龄较大、没有游泳基础的病人而言，我常劝他们每天自己去买菜，因为买菜比散步的效果更好。我常对病人说，每天要吃5种蔬菜，红的、黄的、绿的，都要吃。自己到附近的菜场去挑挑拣拣，一去一回不到1小时，既达到了散步的目的，又有"成果"。回家后，如果不觉得累，还可洗洗弄弄，也是很好的"休息"。总比整天躺在床上好。

值得一提的是，癌症病人家属常有一些误区：总希望多照顾病人，让病人多休息；总想给病人多吃荤菜，以为这样会使病人营养好一些；总想给病人买许多"补品"，以为那样就能使病人尽快康复……殊不知，对肿瘤病人照顾得过于"周到"，常常会适得其反。首先，让病人感到自己的确是病人，灰心丧气的；其次，病人活动少了，胃口自然也会差了，睡眠也不好，抵抗力反而会降低；第三，各种各样的药物、保健品用太多，绝对不是好事，反而会妨碍康复。

# 62

# 癌变：并非"一夜之间"就发生

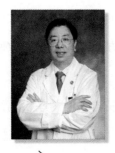

> 郭小毛 > 复旦大学附属肿瘤医院院长、教授，中国医师协会肿瘤分会副主任委员，中国抗癌协会副理事长。

这是一个很简单的问题：你了解癌症吗？的确，癌症已经不再是一个让人感到陌生的疾病。事实上，在普通老百姓眼里，癌症就是一个"十恶不赦的坏蛋、敌人"。不过，问题的关键是，你真正了解癌症这种疾病吗？作为"敌人"，只有当我们了解其特性之后，才能"知己知彼，克敌制胜"，才能尽量远离之。

现实情况是，很多人还不了解癌症。比如，患者因病就诊，结果诊断患了癌症。此时，患者或其家属往往会问的一句话是："怎么突然就得了癌症呢？"虽然，表面上癌症好像是"突然得了"的，但其实癌症并不是"突然发生"的，而是经历了一个漫长的"癌变过程"。以大肠癌为例。80%大肠癌是由大肠腺瘤演变而来。研究表明，腺瘤发生癌变至少5年，平均

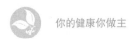 

为 5~10 年。这充分说明：癌变并不是一夜之间就发生了，而是经历了一个相对较长的过程。

既然癌变是一个长期过程，那就意味着人们有足够的时间阻止其发生、发展。仍以大肠癌为例。如果能在上述 5~10 年时间里，早期发现癌变的"蛛丝马迹"，及早采取措施，就能将其消灭在"萌芽状态"中。但令人遗憾的是，很多人对癌症早期的症状表现（预警信号）还不了解。例如，大便习惯和形状改变都是大肠癌癌变的预警信号——原本排便很规律，现在排便次数却突然增多或减少；出现腹泻、便不净等情况；大便变扁、变细或不规则，等等。但很多人就是没有这方面的知识，以致耽误治疗。

另一方面，癌症早期症状"特异性不强"，很容易与其他一些疾病混淆。比如，早期胃癌患者都会有不同程度的消化道症状，如上腹部不适、隐痛、饱胀感、乏力等，但这些都不是胃癌所独有的症状。服用一些对症治疗的药物后，症状可能会得到一定程度缓解，不容易引起注意，误以为是消化不良、胃炎、胃溃疡等。误将早期胃癌当作其他疾病治疗，就会错过治疗最佳时期、延误病情。

早期症状"不特异"，有没有解决办法？我们建议高危人群要提高警惕。就胃癌而言，高危人群是指那些感染过幽门螺杆菌，或有胃癌家族史，或者常吃盐腌制蔬菜或烟熏鱼、烟熏肉等食物者，且年龄在 40 岁以上。一旦出现食欲减退、饭后饱胀、上腹部隐痛或者消瘦，特别是呼气有酸臭及蛋臭味，就应该及时去医院做胃镜检查。

虽然癌症原因不明，但可以肯定的是，不健康的生活方式，如不良饮食结构和不规律的生活习惯等，是导致癌症发生的重要因素。很多人不了解这方面的知识，现在应该补上这一课。为了预防癌症，建议大家：拒绝吸烟、杜绝二手烟；在生活中保持积极乐观的情绪，排除消极、压抑和恐惧心态；坚持锻炼；保证每天充足睡眠，生活有规律，不熬夜；防止过度疲劳，忌酗酒；保持营养平衡，每日都摄入绿色蔬菜和水果……

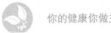 

# 63

# 上工治未病，防癌于未然

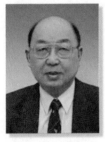

> 徐光炜 > 北京肿瘤医院、北京市肿瘤防治研究所名誉院（所）长，教授，博士研究生导师。曾任中国抗癌协会理事长、中国抗癌协会胃癌专业委员会主任委员、中华医学会肿瘤学分会主任委员。

　　随着我国人口的老龄化，癌症发病及死亡率日渐增加，尤其是与不良生活习惯有关的肺癌、乳腺癌、结肠癌更是急速增长。那么，如何开展癌症防控，才能降低发病率和死亡率？众所周知，癌症的发病有一漫长的过程，从癌变到原位癌以至发展到有转移能力的浸润性癌，直至致死，有20年左右的时间。这一漫长过程为我们提供了充裕的时间来预防和早发现它。此外，研究发现，肺癌、乳腺癌、大肠癌等均与不良生活习惯密切相关，因此，从癌症防控角度而言，主要应推行健康的生活方式，同时及早进行癌症风险评估及筛查。所谓"上工治未病"，我们应防癌于未然，才能阻断癌症的发生、发展，降低发病率和死亡率。

健康人群是最大的群体，因此，推行科学的生活方式，预防癌症的发生是重点。针对上述三大发病率急速上升的癌症，人人都应养成自觉追求健康生活方式、抵制不良生活行为的好习惯。例如，青少年不吸第一支烟，吸烟者积极戒烟，避免二手烟；均衡营养，合理膳食；积极参加体育运动等。

需要注意的是，健康促进是防控疾病事半而功倍的最基本措施，不仅有利于癌症预防也有利于心脑血管疾病、糖尿病等其他慢性病的预防，但就降低癌症死亡率而言，颇难在短期内见效。试以美国为例，在20世纪70年代，他们开始大力开展控烟活动，但至90年代，肺癌发病率才继死亡率下降之后开始逐渐下降。其他常见的结肠癌及乳腺癌也均随着筛查工作的持久开展，先是死亡率出现下降，若干年后（常是10年以上）发病率才开始下降。西方世界自采取有效防控措施后，随着这些癌症死亡率的下降，发病率也出现下降之势，这些成功的经验值得我们学习。

研究证实，肺癌、乳腺癌、结肠癌，这三大常见癌症均可以通过筛查被早期检出而加以治愈。采用乳腺钼靶X线摄片筛查乳腺癌在西方已开展了近30年，虽在此期间存在诸多争议，但在2014年国际乳腺癌会议上，专家们还是一致肯定了其降低乳腺癌死亡率的事实，而建议继续开展。当然，对筛检采用的方法或选择对象，专家认为仍需不断加以改进及提高。结肠癌的筛检方法也比较成熟，不但可凭借结肠镜检出早期结肠癌加以治愈，还可将有潜在癌变危险的肠道息肉予以切除，预防结肠癌的发生。

近年来，相关研究报告证实，使用低剂量螺旋CT可以筛检出早期肺癌，早期肺癌治愈率可达到95%。西方世界也已制订了高危人群（主要是烟民）进行低剂量螺旋CT筛查的规范，正在逐步完善及推广。通常，

国外将吸烟 ≥ 30 包 / 年、年龄 50 或 55 岁以上、戒烟不到 15 年的人定义为低剂量螺旋 CT 筛查的高危人群。相信国内符合此标准甚至大于此标准者大有人在。考虑到我国有逾 3 亿烟民，其中又不乏烟龄较长、开始吸烟时较年轻的"老烟民"，这些高危人群更应重点筛查，如此，才能降低我国肺癌死亡率。

　　总之，鉴于我国乳腺癌、结肠癌发病率快速上升的趋势，肺癌日益攀高的死亡率，为降低其发病率和死亡率，阻断其危险，人们在主动追求健康生活方式，如采取有针对性的预防措施的同时，还需要积极参加癌症早期筛查。

# 64

# 对付"肾脏杀手"，早发现最关键

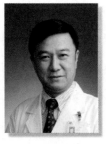

> 叶定伟 > 复旦大学附属肿瘤医院副院长、教授，复旦大学前列腺肿瘤诊治研究中心主任，上海市医学会泌尿外科专科分会副主任委员，中国抗癌协会泌尿男生殖系肿瘤专业委员会候任主任委员。

肾脏是人体泌尿系统的重要组成部分，承担着排泄人体代谢废物的重任，又兼具内分泌功能。肾功能一旦受损，人体健康就会遭受沉重打击。与其他人体器官一样，肾脏也面临着各种健康威胁，如感染、药物、毒物、肿瘤等。其中，有一个"行踪隐匿"的"肾脏杀手"特别值得关注。它会悄无声息"袭击"人的肾脏，一点点蚕食肾脏的健康，如果不能及时发现并消灭它，它还会偷偷侵犯其他脏器，甚至危及人的生命……这个"隐形杀手"就是肾癌，40~60岁人群最容易被这个"杀手"盯上。

肾癌是泌尿系统三大肿瘤之一，发病率仅次于前列腺癌和膀胱癌。然而，肾癌的死亡率却高居泌尿系统肿瘤之首。近年来，肾癌的发病率不断上升，已位列肿瘤发病率排行榜的前十位，占成人恶性肿瘤的2%~3%。

与肾癌不断增高的发病率相反的是，肾癌的早期发现率却一直处于较低水平。统计数据显示，超过三成的肾癌患者在初诊时病情已经发展到了晚期，错过了手术根治的机会。这是因为肾癌早期无明显症状，要发现它并非易事。即便某些患者有一些症状，也会因为症状无特异性而被忽视。临床上，不少肾癌患者是在出现了肾癌"三联征"——血尿、疼痛和肿块等症状后前往医院就诊，才被确诊为肾癌。而此时，病情已是中晚期了。

肾癌还有一个"称呼"，叫"体检癌"。也就是说，通过健康体检早期发现肾癌。在临床上，超过 60% 的早期肾癌是通过体检发现的。肾脏超声检查可以发现隐藏在肾脏中直径仅 0.5 厘米的肿瘤。当 B 超发现肾脏肿块后，患者应进一步行 CT 或磁共振检查，明确肿块的性质，及早接受治疗。

外科手术是治疗肾癌的主要方法。如果肿块直径小于 4 厘米、肿块局限在肾脏内且癌细胞未发生转移，可以在完整切除肿瘤的同时，最大限度地保留健康肾脏组织，患者术后 5 年生存率可达到 90% 以上。局部晚期的患者，除了手术切除病灶外，还需要进行系统性治疗（如药物治疗等），以减少术后的复发风险。对于已经发生远处转移或失去手术机会的晚期肾癌患者而言，应尽可能切除原发肿瘤，再进行新型的靶向治疗或者免疫治疗等，以延长生存，改善生活质量。

当然，抗击肿瘤最有效的方法莫过于"防癌于未然"。在我国，超过 1/3 的肾癌患者是肥胖者，体质指数（BMI）每增加 5 千克 / 平方米，肾癌发病风险增加 1.24 倍。因此，无论是年轻人还是老年人，都应当保持适当体重。日常生活中，应减少高脂肪食物的摄入，多吃蔬菜、水果和粗加工的主食，坚持适当的体力活动，同时还应戒烟、戒酒。

# 65

# 胃肠道肿瘤：早发现早"铲除"

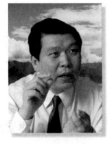

> 王国斌 > 华中科技大学附属协和医院消化道疾病研究所所长，主任医师、教授、博士生导师，湖北省微创外科医学临床研究中心主任，中华医学会外科学分会常委。

胃痛、消化不良、便秘、腹泻等胃肠道不适是每个人都会遇到的问题。很多人觉得，胃肠不适是小毛病，忍忍就过去了。其实，这是一个危险的"错觉"，因为胃肠道恶性肿瘤的临床症状往往与胃炎、胃溃疡、消化不良、便秘等普通胃肠道疾病类似，容易混淆。如果患者不仔细观察，便会延误治疗，甚至危及生命。古人云，一叶落而知天下秋。普通人如果不警觉疾病的"叶落"，便难以抵御"生命入秋的萧瑟"。

当前，我国胃肠道恶性肿瘤发病率居高不下，胃癌与结直肠癌的新发病人数已占恶性肿瘤每年总发病人数的 1/4。遗憾的是，尽管大家都知道恶性肿瘤要早诊、早治，但实际情况却不尽如人意。以胃癌为例，早期胃癌占所有确诊胃癌中的比重，日本为 70%。韩国为 55%，我国仅为 15%。

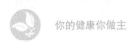

美国是结直肠癌筛查工作开展最早、政府支持力度最大的国家，其结直肠癌的早期诊断率达 20%。我国结直肠癌的早期诊断率还没有确切数据，但一个多中心的研究数据显示，我国三级甲等医院早期结直肠癌的诊断率仍低于 10%。也就是说，与先进国家相比，我国胃肠道肿瘤患者确诊时间较晚，需要面临更高的手术风险、更高昂的手术费用，以及更低的生存率。

近年来，随着医疗技术的不断发展，胃肠道肿瘤的早期诊断与治疗成果丰硕。例如，先进的内镜技术可以发现很早期的胃肠道肿瘤，医生在内镜下就能将肿瘤切除，不再需要做外科手术。对于需要进行手术切除的胃肠道肿瘤，现在也可以应用微创的手术方法将其切除，治疗效果等同于或超过传统开腹手术。因此，要提高胃肠道肿瘤的疗效，关键在于患者了解相关科普知识，培养肿瘤早期筛查的意识。

对于大众而言，虽然不能完全避免胃肠道肿瘤的发生，但重视胃肠道疾病的早期征兆，主动参与肿瘤筛查，可以帮助我们减轻其带来的严重后果。这些早期征兆包括：食欲减退，消化不良，吃东西没有胃口，饭量比以前减少；常出现腹胀、腹部不适；经常腹泻或便秘，出现黑便（或像柏油样）或鲜血便；进食不畅，有梗阻感，尤其是进食硬食后，症状更加明显；不明原因明显消瘦；时常感觉乏力、疲惫、气短，尤其是老年人。

如果我们不能完全预防肿瘤的发生，同时又畏惧中晚期肿瘤的病死率时，最好的办法就是早期发现并铲除它。

# 66

# 远离皮肤癌：从减少日光辐射开始

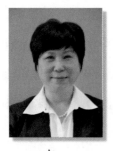

> 王秀丽 > 上海市皮肤病医院主任医师，同济大学教授、博士生导师，同济大学医学院光医学研究所所长，中华医学会光动力治疗研究中心首席专家，中华医学会激光医学分会光动力诊治与肿瘤学组组长。

　　不久前，一位患者因为皮肤上的痣发生变化前来咨询。他看了一些皮肤癌的介绍资料，非常担心自己患癌。医生检查后，发现他并未患皮肤癌，患者才打消了顾虑。而有的患者问题则比较严重：他们发现自己皮肤的伤口总不愈合，愈合后又很快裂开，整个过程反反复复；或者是皮肤表面出现经久不愈的溃疡，伴有较多分泌物；还有的人发现多年不变的黑痣突然面积变大，出现出血倾向……这些患者带着这些问题前来就诊，部分人最终被诊断为皮肤癌。

　　大多数人可能都想不到，皮肤癌是人类最常见的恶性肿瘤。在美国，其发病率位居所有恶性肿瘤之首，美国每年全部新的癌症病例中，皮肤癌

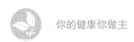

占 50%。在亚洲，皮肤癌的发病率也在逐年增高。我们对上海某社区老年人皮肤癌患病率的普查结果显示，非黑素性皮肤恶性肿瘤的总患病率高达 3.7%。

皮肤癌分为非黑素性皮肤恶性肿瘤和恶性黑色素瘤。恶性黑色素瘤主要发生于白种人群，在我国发病率低；亚洲人群皮肤癌绝大多数为非黑素性皮肤恶性肿瘤，包括皮肤鳞状细胞癌、基底细胞癌、光线性角化病和鲍恩病。研究发现，皮肤癌好发于老年人头面部和生殖器部位，日光暴晒和人到老年是皮肤癌发病的主要风险因素。

在过去，很多人认为皮肤病是"皮毛小病"，或认为皮肤病即使治疗效果也不好，从而不积极就诊。因此，绝大多数皮肤癌被确诊时已是晚期，只能大面积切除病灶，致使患者面容畸形、生殖器官丧失，严重者还可因为错过治疗时机而丧失生命。

目前，手术仍为治疗皮肤癌的主要方法之一，放射、化疗、激光、冷冻治疗等也均有较好的疗效。但前提是"早发现、早治疗"，治疗后一般会留下大小不等的疤痕。而光动力疗法则是一种全新疗法，经过 20 多年来的实践，光动力疗法凭借其安全、高效、美容效果显著等优势，让数以万计的皮肤癌患者从中受益，特别是给头面部或生殖器部位发生皮肤癌的患者带来了希望。

虽然经过正规积极治疗，皮肤癌相对于其他肿瘤具有较为理想的预后，但还是要提醒：皮肤癌是可以预防的，每个人都应该有预防意识。在夏天，远离皮肤癌要从减少日光辐射开始。尽可能不要在烈日当空时户外活动，防止长时间日光暴晒。在阳光强烈的天气出门时，要采取各种防晒措施，暴露部位需重点关照，如撑遮阳伞、戴宽边帽、着长袖衫等。还要合理饮食，多食富含维生素 A 和维生素 C 的食物。保持使用防晒护肤用品等良好习惯，避免吸烟、频繁熬夜等不良习惯。

不管任何疾病，都要做到早治疗。当皮肤上黑痣或疣突然增多、颜色加深，出现渗液、溃烂、脱毛、出血，或皮肤突然新出现包块及色素沉着等，都应当及时就医。平时要积极治疗慢性皮肤病症，如溃疡、慢性炎症、有问题的疤痕或色素痣等，不要把小病拖成大病。当然，还要保持积极乐观情绪，加强锻炼，保持良好的体魄和心态。

# 中青年防癌：提高防癌意识 + 定期体检

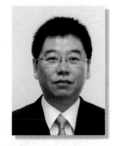

> 武鸣 > 江苏省疾病预防控制中心副主任、主任医师，中华预防医学会慢性非传染病预防控制分会常务委员，江苏省预防医学会慢性非传染病专业委员会副主任委员。

近年来随着生活方式与习惯的改变，中青年癌症发病率正在逐渐上升，需要引起大家的重视。世界卫生组织在《全球行动、抗击癌症》中也指出，43% 的癌症死亡是由烟草、饮食和感染引起的。

烟草中含有 7 000 多种化学物质，包括 60 多种致癌物，如尼古丁、焦油、氮氧化物等。除直接导致口腔癌、咽喉癌和肺癌外，这些致癌物还可以经肺吸收，增加全身其他部位如食管、胃、肝和胰腺的癌症风险。更重要的是，吸烟不但吞噬吸烟者的健康，还会污染空气和危害他人，吸二手烟被发现显著增加肺癌等癌症的发病风险。减少烟草使用已经被确定为全球最有效的预防癌症方法之一。对吸烟者来说，戒比不戒好，早戒比晚戒好；对在公共场所吸烟的烟民，不吸烟者要勇于说"不"！

不合理的膳食、缺乏体力活动以及超重或肥胖能够增加常见癌症的发生风险，包括食管癌、结直肠癌、乳腺癌等。超重、肥胖和体力活动不足每年导致 15.9 万人死于结直肠癌，8.8 万人死于乳腺癌，约 40% 的子宫内膜癌也是由超重、肥胖所引起的。合理的饮食结构应该以蔬菜、水果、豆类和谷类为主，注意保持营养均衡和食物多样性。另外，过量饮酒不仅会损伤人体的消化、心血管、免疫等系统，而且与肝癌等一些癌症关系密切。

有一些癌症与慢性感染有关。例如，乙型肝炎病毒（HBV）慢性感染可使患肝癌的风险增加至少 40 倍；经性传播的人类乳头瘤病毒（HPV）可使患宫颈癌的危险性增加 100 倍；其他包括幽门螺杆菌可以导致胃癌，EB 病毒可以引起鼻咽癌等。

那么，怎样防治癌症呢？中青年人因为工作、生活、家庭各方面压力都比较大，往往饮食不合理，生活缺乏规律，长期处于紧张、焦虑状态。因此，更应当关注癌症的防治。

首先要提高防癌意识。癌症的发病率不断上升，且发病年龄越来越年轻，因此，中青年人不要有侥幸心理，认为自己离癌症很遥远，但也不必过度紧张。平时应多了解一些常见癌症的防治知识，针对主要的危险因素采取预防措施。例如，不吸烟，不酗酒，注意合理饮食，多吃蔬菜与水果，经常吃适量的鱼、禽、蛋、瘦肉，少吃肥肉与荤油，适当进行体育锻炼，劳逸结合，保证充足睡眠和保持乐观积极的心态等。

其次要定期进行体检。有些中青年人借口工作忙或者觉得身体好不进行体检，即便有时参加也草草应付。其实，癌症的发生通常需要十几年甚至几十年，很多早期并没有症状，等到发现时已是晚期，因此只有定期体检才能较早发现病变，避免肿瘤肆意增长，减少转移概

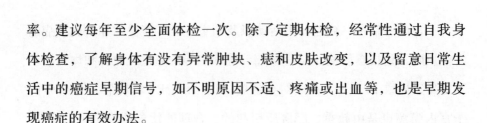

率。建议每年至少全面体检一次。除了定期体检，经常性通过自我身体检查，了解身体有没有异常肿块、痣和皮肤改变，以及留意日常生活中的癌症早期信号，如不明原因不适、疼痛或出血等，也是早期发现癌症的有效办法。

# 妇幼健康篇

# 68

# 孩子也有"亚健康"

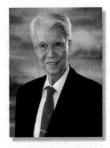

> 张金哲 > 中国工程院院士，首都医科大学附属北京儿童医院外科主任医师、教授，中国小儿外科主要创始人之一，中华医学会小儿外科学分会首届主任委员。

人生于世，除了健康与疾病两种情况以外，还会有自感不适但又查不出病来的情况，这就是现在讲得比较多的亚健康状态，又称"第三生态"。

一提到亚健康，人们自然会联想到中青年人特别是白领一族。小儿有没有亚健康问题呢？在北京儿童医院外科特级专家门诊，有不少孩子是到处看病、却又查不出病，最后转诊而来。据我观察，这些孩子大多属于亚健康，约占我门诊病人的 60%。孩子的亚健康与成年人的不一样，其症状常像某些外科病，因而很容易使父母担心"耽误了开刀"。事实上，这类情况大多不治而愈，当然也有发展为不良后果的，主要是家长心急乱求医所致。

以学龄儿童突然腹痛为例，这种腹痛时间不长，多为十几分钟，很少超过一两小时。痛过后食欲、精神、活动一切正常，常常反复发作，患儿的营养状况、生长发育均正常。腹痛发作时到医院检查又无病征，一系列检查以及内外各科专家会诊，提出多种疾病可能性，最后一一否定，诊断仍是"腹痛待诊"。不少家长以为孩子得了"疑难大症"，思想负担沉重；孩子也以"有病"自居，倍受呵护。有的家长带着孩子遍访名医、多次住院，遵医嘱"注意"饮食、休息，因而耽误学习，甚至休学……我曾见一孩子身体健壮，已开始青春期发育了，只因时而发生的腹痛便休学三年，其父母手中的病历就厚厚一摞。

人类从新生儿到成人对环境需逐渐适应，适应过程多不自觉，但偶尔也会有所表现，肠痉挛腹痛就是常见的表现之一。随着人的生长与适应能力的完善，腹痛发作会逐渐消失。小儿自感不适而查不出病因，也不妨害健康，多属此类。这类情况还有其他一些，如婴幼儿小量无痛性便血、尿血，某些皮疹、皮下淋巴结稍大等，当然这必须与真正外科疾病慎重鉴别。此外，有些"毛病"实属不良习惯，如不影响生活的"便秘"、白天尿频夜间不尿或白天正常夜间尿床，频繁咯痰吐口水，挑食、拒食等。由于过去医学认为其非病，教学又无此内容，因此医生也无成熟疗法。

正常无病孩子应该能吃、能玩、能长。不同年龄表现略异：婴儿能吃、能笑，每月见胖；幼儿喜食、好动，每季增高；儿童生活规律、适应群体，每年见长。如果偶感不适，时间不长，当天不影响生活，长远不影响营养，可以视为第三生态，即"亚健康"。

对于孩子第三生态的治疗，大前提是保证孩子愉快生活，基本原则是尊重孩子成长的自然规律，使孩子爱吃、爱玩、安睡。因此，家长尤其是母亲，应该掌握小儿健康的标准，以及如何观察和保证小儿食欲、精神、活动正常的方法。具体细节有待家长和医生共同总结，做必要的科学研究以及科普宣传。

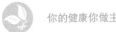 

# 69

# 维护儿童健康，家长关注三件事

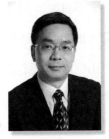

> 陈方 > 上海交通大学附属儿童医院博士生导师、教授、主任医师，中华医学会小儿外科学分会泌尿外科学组副组长，美国儿科学会泌尿外科学分会会员。

随着医学发展、社会进步，医患之间的关系从以往医生处于主导地位，逐渐趋向于共同参与、共同配合。维护儿童健康，不仅是医生的职责，父母的影响也至关重要。如何使医患交流更顺畅？怎样做才有利于疾病康复？面对孩子的健康大事，家长不妨处理好以下几个问题。

第一，与医生建立相互信任的关系 医学是一门实践性极强的科学，不少父母通过书籍、网络等途径了解孩子病情，由于教育背景局限，单凭书面知识很难完整理解疾病状况，常常花费巨大精力，却造成不少误解。比如小儿外科手术，有的家长反复质疑，如果麻醉影响孩子智力怎么办？医生没按手术标准操作怎么办？应用新技术，医生不熟练又怎么办？

孩子患病，父母心急，医生应当充分理解，同样，家长也需给予医生充分信任。合格的医生是经过多年严格训练培养出来的，并终身接受教育、更新知识；出于职业道德和责任感，医生会将患者安全摆在首位，实事求是与家长交流，竭尽所能给予治疗。医患之间相互信任，有助于更好地开展诊疗活动。

第二，认识到医学不是万能的 医疗技术不断发展，知识不断更新，但是，许多疾病还无法保证 100% 治愈，只能通过药物、手术等方法减轻患儿痛苦，改善生活质量。如小儿神经管缺陷导致膀胱排尿功能障碍，泌尿系统压力陡增，损坏孩子肾脏。目前比较简单、经济的解决方法是间歇性清洁导尿，只需定时将膀胱内的尿液排空，就能维持正常发育和生活。许多家长对孩子终身与导尿管为伴的现实难以接受，四处求医问药，希望有一劳永逸的"神术"，彻底治愈疾病，愿望虽然美好，但现阶段的医疗水平难以实现。这时，父母对治疗结果的期望应实际些，重点维护患儿的生活质量，帮助孩子树立生活信心。

第三，保管好病历档案、定期随访 病历是关于健康和疾病状况的重要记录，尤其对于慢性病患儿，能解释病情的来龙去脉。有些家长每次带孩子就诊，都购买新病历，以往的检查资料也保管不全。尽管 X 线片等检查可以重做，但反复如此，既增加花费，又不利于患儿健康。如果遗失了重要信息，甚至会影响诊断。

治疗后随访同样重要，如先天性畸形的功能重建，有的患儿需二次手术，如果不定期复查，很可能耽误康复时机。

儿童不仅是全家人的未来，也是全社会的未来。目前，由于医疗资源分布不均，即使出现头痛、发热等常见问题，家长也大多带孩子到专科医院就诊，造成"排队时间长""看病难"；而在社区医院中，只有普通的儿童保健等服务，远远不能满足患儿和家长的要求。如何解决这个矛盾？我们呼吁：通过一系列措施，加强"社区儿科"建设，从孩子出生起就建立健康档案，在社区就近解决常见病、多发病，遇到难处理或病情较重的情况，再转诊至上级专科医院。这样不仅有效缓解患者过于集中的压力，更有助于孩子的健康管理，这是未来维护儿童健康的发展趋势！

# 70

# 儿科"讲究多"，家长要学会理解

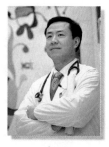

> 孙锟 > 上海交通大学医学院附属新华医院院长，上海交通大学医学院儿科系主任，医学博士，主任医师，教授，博士生导师，中华医学会儿科分会常委。

如今，越来越多的中国家庭呈现"倒金字塔"结构，"421"现象（4位老人、一对夫妻、1个孩子）日益普遍，位于"倒金字塔尖"的孩子可谓"集万千宠爱于一身"。在儿童的成长历程中，难免受到各种疾病侵害。如何让一个不成熟的、刚刚接触世界的婴孩，健康成长为一个心智、体格都健全完美、对社会有用的成年人呢？儿科医生的责任重大！

儿科医生是儿童成长路上的"健康卫士"，肩负着治病救人的医学使命。儿科诊治范围广（涵盖了内、外、妇、儿等各个医学专科），患者年龄跨度大（从受精卵开始，一直到18岁青春期发育结束）、数量多（据估计，我国约有4亿人属儿科诊治范畴）。更为重要的是，儿科医生面对的是一个具有成长性的人。儿科绝对不是成人的"缩小版"，并非"人小点儿、药吃少点儿"那么简单。儿科与成人科的疾病谱、看病方式、治疗方法都完全不同。

比如，成人科的常见病是糖尿病、高血压等，而威胁儿童健康最主要的疾病是先天缺陷，特别是先天性心脏病。成人会主动述说自己的不适症状，也能配合医生做检查，但年幼的孩子不会表达自己的感受，更不懂得如何配合医生检查，儿科医生必须从家长的叙述和对孩子的观察中获取信息，懂得如何安抚孩子，顺利完成检查。更重要的是，不同年龄段孩子的器官发育程度不同，什么药能用，什么药不能用，都很有讲究。儿科医生给孩子用药，需要综合考虑孩子的年龄、肝肾功能发育等情况。部分家长常要求医生用好药、贵药，或者听别人介绍哪种药好，就要求医生给孩子开同样的药，这其实是一种认识误区。

同时，儿科医生还应该是"健康知识的传播者"，肩负着提高人们健康素养的社会使命。如今，许多家长抱怨儿科看病难，就诊环境差、候诊时间长，对人满为患的输液室更是"耿耿于怀"。究其原因，除目前儿科医疗资源配置不合理等因素外，家长们头脑中的不少错误观念也在无形中起着推波助澜的作用。孩子一旦有个头疼脑热，一家人"倾巢出动"，反反复复跑多家大医院、找许多专家看病，要求护士"一针见血"，要求医生用贵药、好药、"一药见效"……此种情况比比皆是。实际上，像普通感冒之类的小病，并不一定要去三级甲等医院看，也并不一定需要输液和使用抗生素。三级甲等医院的水平主要体现在疑难疾病的诊治上，治疗普通感冒、咳嗽之类的小病，各个医院的水平都差不多，用的药也差不多。更值得注意的是，在大医院看病，不仅人多、候诊时间长，在空气污浊的输液室里输液，还会增加发生交叉感染的风险，对孩子有害无益。

近年来，许多 80 后独生子女纷纷结婚生子，从小娇生惯养的他们自己还是个"孩子"，对如何养育"孩子的孩子"自然是一窍不通。宝宝应该穿多少衣服、盖多厚的被子、什么时候应该添加辅食，这些最基本的常识，他们一概不知。于是便有了"冬天把孩子捂到中暑""给4个月的孩子吃奶糕，吃到腹泻不止"的例子。还有些年轻家长一遇到问题就喜欢上网查，也不管网上的信息是否正确，拿来便用，往往越弄越糟糕。在此状况下，儿科医生要有这么一份激情和社会责任，走出病房、走出医院，主动承担起更多的科普宣传义务，向广大群众宣传医学常识，提高大众的自我保健能力。大众的健康素质提高了，患病的人少了，不仅国家的医疗支出会减少，儿科医生的压力也会减轻许多。这其实是一种共赢的做法。

真心希望家长们给予儿科医生更多的理解与信任，也希望同仁们能够承担起更多的社会责任。只要双方携手同心，今天的小树苗必将茁壮成长为明日的参天大树！

# 71

# 儿童健康成长，从观念转变开始

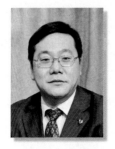

> 于广军 > 上海交通大学附属儿童医院院长，上海市儿童保健所所长，上海卫生信息工程技术研究中心副主任。

近年来，我国儿童在生理状况、心理、行为等方面发生问题的比例不断上升，多动症、肥胖症、性早熟、自闭症、孤独症和早期近视等问题越来越常见，严重影响了儿童的生理、心理和社会健康。这些儿童身心问题多因周围环境因素导致——主要有家庭环境因素、学校教育因素和社会环境因素。

俗话说："三岁看大，七岁看老。"儿童时期是人的生理、心理发展的关键时期，家庭及家长、学校及教师、医院及儿童保健工作者需要转变传统的育儿观念、教育观念和保健观念，为儿童成长提供必要的条件，给予必需的保护、照顾和良好的教育，这将为儿童一生发展奠定基础。

首先，家庭及家长要转变观念，不要一味地追求孩子是否吃得饱、睡得香，而要关注孩子是否吃得营养、睡得健康。现代生活物质丰富、信息通畅，很多家长基本上是孩子想吃什么就吃什么，而不管食物是否健康、营养是否均衡；周末及寒暑假，家长经常纵容孩子看动画片、玩游戏机到深更半夜才睡觉，这样即使睡更长时间也不及早睡早起对儿童生长有利。而这些恰恰是目前家庭教育中的通病。此外，家庭还要转变对儿童的教育观念，不要认为孩子会背古诗、会数数字、会说英文就是聪明的，也不要一味追求获取知识的量和程度，这些对孩子的身心发育都是不利的。总之，家长应该多学习科学育儿方面的知识，遵循儿童个性成长的规律，为孩子塑造良好的生活方式和学习方式，并善于发现孩子的闪光点，多给孩子一些赞扬和鼓励，让孩子感受到进步的快乐，切忌拔苗助长、过分溺爱。

其次，学校及教师要转变观念，不要只注重文化知识的传授，而要更加注重心理健康的教育。学校教育的主要任务是培养儿童体、智、德、美全面发展，促进儿童身心和谐发展，而教师的人格、言行、对儿童的态度都会影响儿童的身心健康。因此，学校要走出传统的教育误区，改变以往分数代表一切的观念，遵循儿童心理发展的规律，充分利用教学中的愉快因素，采用孩子喜爱的灵活多样的教学方法，让孩子快乐学习、快乐成长。教师不仅要热爱儿童教育事业，还要不断完善自己的个性品质，尊重、理解和爱护孩子，与他们建立一种平等的关系，保护孩子自尊心，树立孩子自信心，不断激发他们的积极情绪，强化良好的行为习惯。

第三，医院及儿童保健工作者要转变观念，对于儿童疾病应注重从治疗向预防转变。医院要从单纯提供儿童诊疗服务向提供儿童保健、健康宣教、生长发育监测和综合发育评估等服务转变。儿童保健工作者不仅要凭借专业知识及时给予患儿正规的心理辅导或治疗，更要做好儿童身心发育问题的早期预防和早期干预工作：综合儿童体格生长、营养膳食与行为、神经精神发育、心理卫生等方面的保健内容，制定儿童生长发育的综合评估、干预保健方案，做到及时发现问题，及时干预，不断降低儿童体格生长、行为、心理等问题的发生率，促使儿童健康茁壮成长。

# 72

# 科学合理保健，做个健康女人

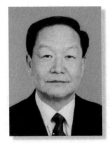

> 石一复 > 浙江大学医学院附属妇产科医院教授，曾任浙江大学医学院附属妇产科医院院长、浙江大学医学院妇产科学研究所所长、妇产科学教研室主任。

　　目前，各种女性话题，包括"私房"的、敏感的，都成为各种媒体竞相追逐的"热点"。全国各地一些民营的、私人的医院也趁机推出五花八门针对女性的广告，攻势很是猛烈，结果不少女性朋友上了当、受了骗。作为一名为妇女健康服务、从医40多年的妇产科医师，遇到这种情景，有许多心里话要与大家交流、分享。

　　女人最关心什么？健康、美丽、年轻，总之最好"留住青春，不见白发"。二三十岁的女性是花样年华，在积极面对学业、事业、爱情、婚姻、养育下一代这些一个紧接一个的人生课题时，她们有理由对未来充满憧憬和期待。然而，现今社会中，许多妇科病已不是中老年妇女的专利，在女性二三十岁的"起步阶段"，不知不觉已经不得不面对。为了抵御疾病，保持美丽和健康，女性朋友舍得时间、精力和时间，正因如此，她们自然成为健康消费的广告目标，如果不多储备一些基本医学知识，多留点神，后果有时不堪设想。

举例来说，子宫颈是女性生殖系统必不可少的一部分，与女性的生理、性、孕育、生殖健康、夫妻关系，以及家庭幸福、多种宫颈疾病等均息息相关。按照世界卫生组织公布数字，宫颈炎、宫颈癌等多种妇科病发病率不断上升，且呈现年轻化趋势。著名影星李媛媛和梅艳芳因患宫颈癌中年早逝后，一向不被重视和门庭冷落的妇科防癌检查和诊治宫颈炎的妇科门诊热闹起来。

然而，很多女性朋友并不知道，育龄妇女宫颈"糜烂"是一种生理现象，如果没有感染，一般不需处理。再则，阴道本是一个有很多细菌寄居的腔穴，即便细菌侵入引起了宫颈炎，也不能均称为糜烂，更不能耸人听闻地称子宫颈"烂"了。总之，宫颈炎与宫颈糜烂是两个完全不同的概念，不能混为一谈。

宫颈炎有急性和慢性炎症之分，慢性宫颈炎中还包括宫颈糜烂、外翻、息肉等伴发疾病，各有不同的机理和特点。现已证明，与宫颈炎有关的因素达 20 多种，因此绝不能将宫颈炎归咎于某种细菌或病毒，治疗也非一种方法能完全治愈或保证不再复发，更不是广告词上所说某种药物能治愈宫颈炎。药物对宫颈炎的作用，只能减轻一些症状，如白带量多或性状异常，或仅可治愈极轻微的宫颈炎，而中、重度宫颈炎仅靠药物完全达到治愈是天方夜谭和欺骗之词。目前，国内治疗宫颈炎（中、重度）的最佳治疗方法还是物理治疗（激光、电灼、微波、冷冻等治疗），药物可在物理治疗前后减轻症状，对促使愈合有一定好处而已。

很多例子可以说明，对妇科疾病女性朋友应予以足够重视，不能听之任之，但如果被铺天盖地的广告宣传所迷惑，给自己带来的危害更大。

女人的一生，会经历许多的变与不变，二十绽放，三十而立，四十不惑，夕拾朝花，才知天命，但从 20 到 40 岁的旅途上，却不可盲目、懒怠，尤其是涉及健康时。

女人该关心什么？科学的医学保健知识和观念！学会呵护自己的健康，才能做个健康女人。

# 73

# 科学避孕，远离"人流"

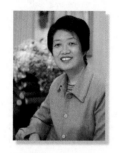

> 程利南 > 上海市计划生育科学研究所教授，曾担任上海交通大学医学院国际和平妇幼保健院院长、中华医学会计划生育学分会主任委员。

由于工作的性质，我经常会接触到一些做人工流产的妇女。她们中，有些是未婚，有些是已婚未育，有些是刚生完孩子正在哺乳，有些则是反复多次来流产……交谈中，大多数人都显得很无奈，也有些人显得很无所谓。每当面对这些"无知、无畏"的女性，我总是从心底深深地为她们担忧。

计划生育是我国的一项基本国策，很多避孕药具和计划生育技术服务都是免费向大众提供的。然而，我国每年却有 1 000 余万例次的人工流产，育龄妇女的人工流产率远远高于发达国家的平均水平。更加值得关注的是，在一些大城市，未婚者人工流产数量逐年上升，重复流产率高于 50%，流动人口和高危人工流产的比例也越来越高……人工流产虽然是一项安全性较高的小手术，但毕竟是一种创伤性操作，会给女性健康带来伤害。

造成我国人工流产数量如此之大的主要原因有五个。一是相当部分育龄人群避孕意识淡薄或对避孕方法的认识存有种种误解，怀有侥幸心理而不避孕；或者即使避孕也以体外排精、安全期避孕法等有效率相对较低的方法为主，且未认真对待。二是计划生育服务往往忽略了未婚男女。随着经济的发展和社会的开放，年轻一代的性观念发生了巨大变化，婚前性行为已经比较普遍，80%左右的未婚年轻人不采取有效的避孕措施。三是城市流动人口的计划生育服务多数处于城、乡"两不管"状态。四是过度"优生"宣传和检查，导致有些女性怀孕后偶感不适、少量服药即为了"优生"去做人工流产。五是国内尚未全面开展流产后计划生育服务，妇女在流产后未能进行及时有效的咨询，进而未能落实避孕措施，导致某些年轻女性流产后月经尚未恢复就再次意外妊娠。

中华医学会计划生育学分会认真讨论和分析了这一现状，发出"科学避孕、远离人流"的倡议。倡议提出，各级医院和计划生育服务机构，要向育龄人群提供优质的计划生育技术服务，起到生殖健康教育的窗口作用；在全国开展流产后计划生育服务，改善女性生殖健康从流产后避孕做起。倡议呼吁，广大医务工作者，要积极、主动地承担起传播科学避孕知识的职责，为广大育龄人群提供安全可靠的避孕药具和充分的咨询指导。倡议同时也建议，广大育龄群众，特别是年轻女性，要有自我保护意识，重视避孕，积极选用科学、合理的避孕方式。

在此，我还要强调的是：避孕意识，应该成为现代人生活中的一种安全意识；避孕知识及其安全使用，应成为现代人生活中一种必备的技能。衷心希望广大育龄人群把科学避孕上升到健康生活方式的高度，认真对待。

# 流产女性：避免再次意外妊娠

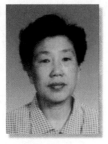

> 范光升 > 北京协和医院妇产科主任医师、教授，曾担任中华医学会计划生育专科分会主任委员。

众所周知，避孕失败或未采取避孕措施而发生意外妊娠，人工流产（包括药物流产和手术流产）是唯一的有效补救措施。人工流产虽然总体是安全的，但毕竟是无奈之举，手术操作存在着发生并发症的可能，如术中出血、子宫穿孔，等等。研究发现：多次人流以后，妊娠流产率、早产或分娩低体重儿的相对危险均增加；人流后再次妊娠，产前出血、产后出血等发生率也增加。此外，药物流产也存在一定的危险性。

正因为流产后存在着很多"遗留问题"，所以，根据世界卫生组织的"安全流产"原则，医生要为术后流产女性提供周密的随访服务，包括流产后要注意预防和治疗可能出现的近期或远期并发症，要使妇女在人流手术后尽快恢复起来。

在流产后的诸多问题当中，有一点需要特别提醒，就是要注意防止再次发生意外妊娠。很多人流女性（尤其是未婚青少年）属于重复人流，这种情况占所有人流者的比例可达 1/3 以上。这些人中约有一半没有采取避孕措施，约一半为避孕方法失败。

事实上，现有的避孕措施如能正确使用，其避孕有效率可达 95% 以上，能够避免绝大多数的意外妊娠。相反，如不采取避孕措施，则意外妊娠的发生率可能性极大。实际生活中，有经验的医生会在人流术前对流产女性进行避孕方法的指导，以便在人流后落实。通常是由流产女性在知情的情况下选择一种避孕措施。根据个人的需求和生理特点，有许多行之有效的避孕方法可供选择，主要包括宫内节育器、口服避孕药、长效避孕注射针、皮下埋植剂、输卵管绝育术。还要提倡男性关爱女性，积极参与避孕，例如使用避孕套、男性输精管结扎等。

人流后采取避孕措施不仅要正确，还应该尽早，因为有近 1/4 的重复人流可能发生在首次流产后的一年内。这是怎么回事呢？原来，流产后第一个月经周期，就有 83% 的女性恢复排卵，孕周越小，排卵恢复越早，最早可在术后第 11 天就发生排卵。生活中，很多流产后女性会在术后一个月内恢复性生活（尽管这是医生反对的），如果没有及时采取避孕措施，就可能会再次妊娠。因此，人流术后没有及时采取避孕措施，再次意外妊娠、重复人流术的风险将明显加大。

女人要结婚生育子女，还有可能为意外妊娠付出代价。人工流产仅仅是避孕失败后的补救措施，重要的是事先采取正确的避孕措施。如果已经流产，更要引以为戒，流产后要马上正确避孕，防范再次发生意外妊娠，避免再次流产之苦。

# 75

# 大龄女性：生育需多做"功课"

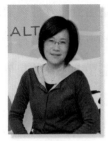

> 陶敏芳 > 上海交通大学附属第六人民医院副院长、妇产科主任医师、教授，上海医院协会门急诊专业委员会副主任委员，上海市医学会生殖学会委员。

　　2015 年 10 月，我国全面实行"二孩政策"。2016 年上半年的相关统计数据显示，上海几家妇产科专科医院孕妇建卡和分娩量较上一年同期增长 10%~30%，我们在临床上也遇到很多女性来医院咨询生二孩的问题。对于女性来说，备孕非常重要。尤其是高龄妇女（35 岁及以上的孕妇为高龄产妇）的备孕问题，更应引起重视。

　　我们在临床上发现，有些高龄女性，没做必要的准备，就匆忙准备生第二个孩子。高龄妇女怀孕后容易并发妊娠高血压综合征、妊娠期糖尿病及血栓性疾病等，且受妊娠的影响，孕妇体内的血容量比非孕期明显增加，心脏负担会加重。因此，高龄女性在准备怀孕前，要做一次全面体检，关注一下血糖、血脂、血压等指标，再根据具体的检查结果，向妇产科医生咨询备孕时要注意的问题。其他异常情况也要关注，如果上一次妊娠有妊娠糖尿病、妊娠相关高血压等疾病，则下一次妊娠再次出现的机会会增加，要尽早筛查和预防。

我们注意到的另一个现象是，很多女性由于担心分娩疼痛，在生育第一个孩子的时候，选择了剖宫产。现在她们准备生"二孩"，而上次生育时的剖宫产，就为这一次妊娠造成了一个大隐患，可能发生一种叫"凶险性前置胎盘"的并发症，并有发生子宫破裂的危险。这些女性孕前一定要到妇产专科医院或二级以上综合医院妇产科，通过超声检查了解子宫瘢痕愈合的情况。如果发现有憩室等情况，应请专家会诊。

我们还发现，由于有过怀孕、分娩的经验，一些女性在怀二胎时，便不重视产前检查。其实，高龄恰恰是胎儿出生缺陷的高危因素，高龄孕妇怀孕后更应做好产前检查。在怀孕 16~20 周时，应进行唐氏综合征筛查和诊断。唐氏综合征筛查通过检测孕妇的血液来判断胎儿是否有异常。唐氏综合征诊断是在怀孕 20 周时做羊水穿刺或脐血穿刺，通过检测胎儿染色体的数量，判断胎儿是否有异常。该检查是有创伤的，有一定的流产风险。

35 岁以上女性过了最佳生育年龄，生育能力下降，有必要通过检查了解当下生育能力，抓住受孕时机。由于年龄是卵巢功能下降的主要指标，如果在备孕期间发现相关检测指标异常时，应及时寻求帮助，以免耽误时间。

试管婴儿是体外受精 - 胚胎移植技术（IVF-ET）的俗称，是指采用人工方法让卵细胞和精子在体外受精，并进行早期胚胎发育，然后移植到母体子宫内发育而诞生的婴儿。试管婴儿技术已经使许多家庭圆了生个宝宝的梦。高龄孕妇卵巢功能下降，受孕能力降低，如果有符合的指证，可采取辅助生育技术（即通常说的试管婴儿技术）帮助受孕。总之，高龄女性只要足够重视，科学备孕，就一定能够生个健康的宝宝。

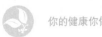
# 76

## 快乐产房，舒适分娩

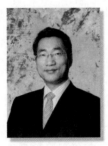

> 李笑天 > 复旦大学附属妇产科医院副院长，妇产科教研室副主任，教授、博士生导师，中华医学会围产医学分会委员，上海市医学会围产医学分会前任主任委员。

　　分娩是人类繁衍后代的重要过程，新生命的诞生是每个准妈妈及其家庭最激动最幸福的时刻。然而分娩时由于子宫收缩和宫颈扩张，产妇会经历长时间阵发性的疼痛，通常每一次宫缩都伴有一阵疼痛，越到后面宫缩越频繁，疼痛越剧烈。因此，分娩过程中，疼痛会像潮水一样，一浪接一浪，而且一浪高过一浪。一些产妇因为惧怕分娩疼痛而选择了剖宫产，但剖宫产会给母婴带来很多不利影响，包括出血、邻近脏器损伤、感染以及新生儿肺部并发症等，远期并发症还包括再次妊娠时前置胎盘、胎盘植入、产后大出血等。2013 年的数据显示，我国平均剖宫产率为 46%，远超世界卫生组织建议的 15% 警戒线。因此，推动科学健康的自然分娩成为许多专家的共识。

中华医学会麻醉学分会和围产医学分会曾在全国范围内发起了"快乐产房，舒适分娩"公益活动，以多种形式共同推进自然分娩，降低剖宫产率。要让分娩过程舒适，减轻疼痛是最基础的工作。为产妇减轻痛苦，是对生命个体的尊重，也是一种生育文明。我院自2000年就开展了分娩镇痛工作，目前已有一半以上的自然分娩产妇采用了分娩镇痛。2016年"三八"妇女节这天，我们举办了一场别开生面的宣教活动，宣传顺产和分娩镇痛。我们不仅收集了20多位亲历分娩镇痛顺产的本院医务人员的母子合影，打消了一些人对分娩镇痛的顾虑，还请两位准爸爸通过"分娩疼痛模拟仪"初步体验了产痛，为"分娩镇痛"获得家庭支持奠定了基础。今后，这样的"快乐产房"宣教活动，我们会在孕妇学校一直做下去。

生孩子必痛，但并非一定要经历剧烈的分娩疼痛。随着医学的发展和时代的进步，产妇有权利也有条件对产痛说不。分娩镇痛分为非药物方法和药物镇痛两大类。非药物方法包括导乐、按摩、针灸等，这些对于缓解分娩疼痛有帮助，但作用比较有限。目前认为，最有效的是椎管内阻滞镇痛，也就是我们通常所说的"无痛分娩"。十月怀胎，一朝分娩，母子平安不仅是产妇及家人的期望，也是围产医学团队所有医务人员的目标和职责。椎管内阻滞分娩镇痛已经经过了半个多世纪的实践检验，被大量循证医学证据确认对母婴是安全的。美国接受椎管内阻滞镇痛的产妇在顺产中所占比例达到70%以上，英国甚至超过90%，而我国这个比例非常低，即使近几年不少地区已逐步开展了这项工作，总体比例也就在10%左右。"快乐产房，舒适分娩"公益活动就是为了在全国范围内推动分娩镇痛工作的开展，造福准妈妈。

当然，由于产程比较长，即使采用分娩镇痛，产妇也要付出一定的艰辛和努力。因此，为产妇营造一个舒适的环境、医务人员始终给予鼓励和支持也非常重要。近年来，很多医院开展的导乐分娩和家属陪伴就是"快乐产房"的一个重要组成部分，旨在帮助产妇减少恐惧、增强信心、减轻产痛。在分娩镇痛的基础上，加上导乐分娩和家属陪产等人文关怀，相信大部分产妇都会获得舒适分娩的良好体验。

# 医学人文篇

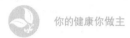 

# 病人与医生：信任与理解

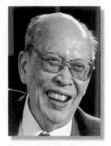

> 裘法祖 > 已故中国科学院院士，我国著名外科学家，《大众医学》杂志创始人。

医患关系中两个主体的关系应该是这样的：病人信任医生的技术，医生理解病人的痛苦。

病人有权了解自己的病情，医生要给病人解释病情，这些解释对于病人至关重要。记得有位中年女病人找我看病，说她患了甲状腺癌，看还能不能治疗。我检查后发现，她患的根本不是癌症，而是亚急性甲状腺炎。病人破涕为笑。原来，先前医生的诊断让她一家人足足哭了一个晚上。由此可见，医生的言行对病人将产生多大的影响！即使是癌症病人，也应该婉转并客观地告知其目前的情况和预后结果，以及治疗过程中可能出现的问题，但一定要给病人以希望和信心。病人是很痛苦的，无论是大病还是小病。医生应理解病人，将治疗的痛苦减少到最低限度，能不开刀的就不开刀，能开小刀的就不开大刀。医生在理解病人的同时，要无可推卸地承担起为病人解除病痛的责任。当然，这并非一件轻而易举的事。

每个病人的情况都不一样，治病没有公式可以套用。三个人在河里游泳，此时下起了大雨。一个人安然无恙，一个人得了感冒，还有一个人却得了肺炎。病情、症状的反复无常会给诊治工作带来困难。著名医学科学家张孝骞先生曾经说过："一个病人就是一本书。"医生要完全解读这本"书"，才能找出最恰当的治疗方案，才能让病人恢复健康，才能赢得病人的信任。

我是医生，我也曾经是病人。14 年前，我准备接受白内障手术，换置人工晶体。按照常规，手术前需要签字。需签字的那张纸上写满了手术中和手术后可能出现的意外情形，让人感到有些无法接受。然而，病还是要治的，字也必须签。之所以这样做，也是出于对医生的信任。

做医生不难，但做好医生很难，而永远做个好医生更难。医生若要获得病人的信任，需要经过不懈努力，真正做到急病人之所急，想病人之所想。记得在"文革"期间，我在看门诊，一位老妇人来就诊，她说肚子不适。我询问了病史，再让她躺下，仔细按摸检查她的腹部。检查后她哭了，紧紧握住我的手，久久不放。她说："你真是一个好医生，我去了六七家医院，从来没有一个医生按摸我的肚子，你是第一个。"这几句话给我的印象极深。我想，像这样一个每位医生都应该做到的简单的常规检查，竟会对病人产生这样有力的安慰。这说明我们很多医生没有去想，病人在想什么。因此，医生亲切的言语、准确轻柔的动作都会使病人增加对医生的信任感，认为这是一名负责的医生。病人的信任，是对医生的肯定；失去这种信任，将是医生的悲哀。

在一些特殊情况下，病人也应该理解医生。比方说外科医生，手术有时是如履薄冰，和走钢丝差不多，不能保证百分之百的成功，有时出的偏差并非是医生的主观意愿所能控制。此时，病人应给予理解。这样一来，医患关系将得到较好的处理，病人的健康也将得到最大程度的保障。

# 78

# 合格的医生要有爱心和良心

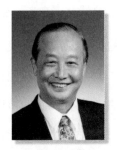

> 王正国 > 中国工程院院士，陆军军医大学野战外科研究所研究员，解放军交通医学研究所名誉所长，为我国战创伤医学的发展做出了卓越贡献。

我国著名的创伤骨科专家王亦璁教授出版了一本有关医务人员的小说，书名《硬刀子 软刀子》，我读后很受教益。

目前，一些青年医生对"救死扶伤"的基本准则缺乏认识，医德淡漠，考虑问题经常从提高个人技术或获得名利出发，对病人方面却考虑不够。这些因素加上医疗体制等的弊端，致使医患之间的矛盾相当尖锐，已成为创建和谐社会的一大不和谐音符。

小说的主人公纪南珂是一位 20 世纪 50 年代从北京大学医学院毕业的骨科医生。由于出身名校，年轻的纪南珂踌躇满志，对于上级医生"从打结做起"的要求颇不以为然。在一次处理股骨颈骨折患者时竟没有拍摄局部 X 光片，因而发生了漏诊，经上级医生指点后，发现了自己的失误。此后，他在工作中吸取教训，认真检查，仔细分析病情，制定正确的治疗方案，手术后还经常家访，自费为病人拍摄照片，待病人如亲人，受到了患者的好评。以后几十年的行医历程，他一直遵循着"对患者要有爱心，处处为病人着想"的最高原则。

纪南珂的医疗生涯中有着许多坎坷和辛酸，也发生过很多感人的故事。1965 年，纪南珂和 20 多位医护人员到北京远郊巡回医疗。当地医疗条件很差，医疗队员的住地又十分分散。在这种情况下，他们挨家挨户地为老乡看病，并在炕头上开展了手术。队员们都说："只要病人有一口气，我们就要有信心，就要尽全力去救。"一位叫刘欣心的护士说："反正我一直就是死抱着个希望不放。"一位病危的宫外孕患者，体质很差，即使在城里的大医院也难以救治，从十多公里外赶来的高医生在其他队员的协助下成功地完成了手术，将病人救活。就在这次成功的手术后，小刘护士在护送高医生回住地的途中，因山洪暴发被水冲走而牺牲了。"文革"期间，纪南珂和他的同事被整批下放到边远山区，那里不仅没有医疗设备，甚至连住的地方也没有。他们只好住在老乡家，劳动建院，一干就是 8 年！虽然在农村，他们也竭尽全力地为改善当地的医疗条件而工作，并救治了许多病人。

书中还介绍了一位纪大夫的同班同学兼同事田定。他聪明好学，技术高超，工作上认真负责，坚持是非标准，决不随波逐流，工作中急病人之所急，处处考虑病人的长远利益，退休后还主动做随访工作、著书立说，最后因 SARS 而牺牲在战斗岗位。

全书以纪南珂和田定的从医生涯为主线，用大量翔实生动的治病救人的感人故事，向读者展现了特定时期多位医务工作者真挚、纯洁、坚定的情感和精神追求。这本书贯穿了作者对医疗工作的思索，让人感受到一股别样的气息。至今，我仍不断琢磨着作者的话："一个合格的医生，不仅仅需要有爱心，还需要有良心、明辨是非之心。爱心（感性的）和良心（理性的）结合才是一颗赤诚之心。"是啊！只有医生有爱心、有良心，病人才能得益。

我推荐医护人员有机会都能读读这本书，希望青年医生要学习老一辈医生的高贵品德，献出自己的赤诚之心，更好地为病人服务。同时，患者也要尊重和信任医护人员。只有医患双方共同努力，才能创建和谐社会，增进全民健康。

# 真中求美，美不离真

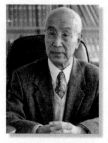

> 张涤生 > 中国工程院院士，为我国整复外科的创立、发展及显微外科的开创做出杰出贡献。

半个世纪前，我国的整形外科还刚有雏形，今天已得到国际同行的刮目相看。与此同时，她的一个附属部分——美容外科从默默成长到发展壮大，如今已经如火如荼。记得改革开放以前的 30 年中，美容外科是一门禁忌的外科专业，只能为少数一级演员服务，还要得到文化局的批准。到 20 世纪 90 年代，一部分人先富起来，美容成了一种时尚。生活美容和医学美容的迅猛发展，使越来越多的求美者能够实现美的愿望。

但是由于发展过快，美容外科的实际情况是良莠不齐、差错事故频发。群众对美容则普遍存在误解，认为：美容外科医师是万能的，可以在几个星期内将一个普通人甚至丑人变成人造美女（男）；美容外科手术是安全简单而没有风险的；某国的美容外科技术是最高的，效果是最好的；美容手术是可以改变人生的，手术效果立竿见影；美容手术不会有生理、心理上的并发症和后遗症。这些误解使求美者对美容效果经常抱有不切实的幻想。

客观地说，我国美容外科的整体水平还是落后于发达国家，在基础培养、技术训练、生物制品、材料学科等方面，还存在着差距，尤其是美容外科医生的基础培养。我们生活的地球是那么美丽，宇宙充满美，大自然是美的产物，人体各组织和形态是美的集中表现，一名美容外科医生必须能领会这种美，所谓心灵，才能手巧。心灵，部分与生俱来，但大部分是后天培养的，只有在实践和创新中不断积累科学意识，在美容手术时才能集中体现出手巧——经他的手指、手术刀、缝合针塑造出美的产物；只有坚持科学求真、真中求美，艺术求美、美不离真，才能创造出最和谐、自然的美。所以美容医学不只是简单地做几个手术，它是一门综合性很强的医学美容科学。当一名好的美容外科医生，除了要有扎实的整形外科基础，还必须有美的修养、艺术的熏陶、人文的涵养、医德的锤炼。

对求美者来说，则应该认识到心灵美才是真正的美。心灵的美丽表现在眼睛、表情、一颦一笑、举止步态、修养服饰以及语言、心态等多方面，美容外科医生能做的，只是表面的一部分而已。还是那句话，"真中求美，美不离真"，才能让你得到身心健康的美。

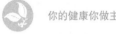
# 80

# 入海采珠，献珠于民

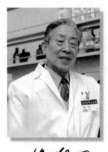

> 沈自尹 > 中国科学院院士，复旦大学附属华山医院终身教授、中西医结合研究所名誉所长。

对我来说科普有两层含义，第一是科学，科普的根本核心是准确的科学内容，第二才是普及，就是用通俗易懂的文字和举例将确实的科学内容传播给大众。在做科普之前，我首先是一名严谨的科研工作者和临床实践者。我常比喻说，科学就是大海，而那些能够经得起考验、对大众健康有益的、能够推广的认识和方法就是一颗颗藏于大海深处的珍珠。科研与科普工作者就是要协力将这一颗颗璀璨的珍珠从大海深处捞出，用之于民。

回顾半个多世纪的中西医结合事业，我的科研工作、临床实践与科普推广是融为一体的。1955 年，我响应党的号召"西学中"，由此驶出临床实践基础上进行中医科普的第一站——我与钱院长撰写的中医治疗肝硬化腹水有效的文章刊登在《解放日报》。此后，在研究课题和医药探索实践中，我写了很多论文和相关科普，以宣传"同病异治，异病同治""六腑以通为用""辨病与辨证相结合"等中西医结合理论，推动了中西医结合的科普宣传。

20世纪80年代后期，我及我的研究团队提出"衰老是生理性肾虚"的理论，将研究重心转移到"肾虚衰老"上来。我本人也步入花甲之年，对于养生保健方面也非常注意，于是我将科研成果与平时所得体会撰写成《养生保健要量体裁衣》《站在养生之道的岔路口—全民保健中的冷思考》等，和老年读者共商"长寿大计"。

如今我已耄耋之年，更感科学普及之重要，但惜民众教育之匮乏。令人欣慰的是，我们的政府已经注意到了这一点，正在大力推行科普宣传教育。我唯有笔耕不辍，力求在有生之年能将我们从深海处捞出的珍珠——经得起考验、对大众健康有益的、能够推广的认识和方法，向民众推广。

至于如何做好入海采珠、献珠于民的采珠人，我的体会是：①科学的内容是科普的核心。我认为要把传统中医和科学结合起来，对传统中医的知识采用现代科学进行发扬，将既符合中医又符合现代科学认识的找出来，认为这些内容是非常可靠的，再向老百姓进行介绍。②辩证地看待内容是科普的关键。比如西方一度宣传服用大量维生素C、维生素E有助于延长寿命。然而大量科学研究说明，除非身体处于维生素严重缺乏状态，给予大量的维生素反而有害。现在知道，维生素C既有抗氧化作用，又有氧化作用。同样，维生素E是否可以长期应用也是有争议的话题。

科普也是讲科学，科学性最重要；另外，对于科学研究的结论，也不能胶柱鼓瑟，要知道其是有条件的。我相信，虽然我们时代的词汇变化了，我们不再以阴、阳作为认识世界的基本范畴，我们的文化在整体上也和古代不同了，但通过科普等传播力量，中医的精髓会不断得到发扬。

愿更多的民众能分享到中西医结合深海中的"珍珠"，愿读者大众健康长寿！

## 81

# 医学科普是顶天立地的事

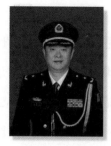

> 孙颖浩 > 中国工程院院士，海军军医大学附属长海医院泌尿外科主任医师、教授、博士生导师，海军军医大学校长，全军前列腺疾病研究所所长，长海医院泌尿外科主任，中华医学会泌尿外科学分会主任委员。

为全民健康而奋斗，这已成为国人的目标。要实现这一目标，医学科普担负着重任。科技创新与科学普及本是"一体两翼"，不能偏废。把医学领域的创新成果及时普及到老百姓当中，并让他们受益，这是我们医务工作者的重要使命与职责。我的理解是，科普工作体现的是医生的社会责任感和情怀，是一件顶天立地的事。

多年来，我在泌尿外科门诊给患者看病中了解到，很多患者来这里就诊前，曾受到前列腺疾病虚假医药广告的欺骗，他们一年打工挣的两三万元轻而易举就被骗了。非但病没看好，生活都成了问题。鉴于门诊时间有限，我会把关于前列腺疾病的常见问题打印出来，让患者自己带回去看，以帮助他们形成正确和科学的防病治病观念。

医生做科普并不容易。我国知名的泌尿外科大家吴阶平院士曾形象比喻说，医学科普要"见人说人话、见鬼说鬼话"。这并不是说不讲医学道理、向患者胡乱科普，而是要求医生要有和各类患者打交道的能力，说的话能让所有患者都听得懂。我的导师、泌尿外科专家马永江教授也说：要想做个好医生，就要把疾病的前因后果让马路上走的人、菜场买菜卖菜的人都能听懂。这些老一辈医学家的话语重心长：医生做科普一定要讲对象、接地气！

从普通老百姓或者患者角度来讲，一定要懂得尊重医学、学会理解医疗行为。在日常生活中，不断积累科学知识，养成健康的观念和行为。患了病要认真对待，不要被疾病击垮。即使很多疾病不能根治，医生也总会想些有用的办法，如控制病情进展、缓解症状等。要用科学的态度看待医学，既不要"神化"，也不要藐视医学的作用。患者还要学会和医生交流，并配合医生的治疗。另外，很多疾病防治的理念都是相通的，比如要养成良好的生活方式和行为：合理饮食、适度锻炼、心理平衡、科学就医，等等。当然，还要遵从医嘱，根据所患的疾病采取有针对性的防治手段和康复措施。患者能理解和做到这些，医生科普工作的目的也就达到了。

# 82

# 让患者享受更好的医疗服务

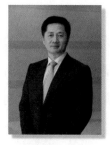

> 樊嘉 > 中国科学院院士，复旦大学
附属中山医院院长、肝脏外科主任医师、
教授、博士生导师。

很多人会问：医院只要把病看好就行了，为什么还要做研究呢？我想说，因为我们有社会责任，我们的医疗技术水平必须领先——不仅是国内领先，还要代表"国家水平"，在国际上争创一流，让老百姓能够享受到更好的医疗服务。

目前，我国医疗技术的原创性还很弱，很多疾病诊治的规范或指南都不是由我国牵头制订的。因为我们缺乏临床研究，没有相关循证医学证据，所以在国际上不能使大家信服，不能被国际同行所认可，写不了规范、入不了指南，这样的现状必须改变。因此，我们医院不仅要做好临床，更要做好研究，要成为一家"研究型医院"。

80 多年来，"中山创新精神"早已融入医院发展的血液中。中山医院每年有 40 项临床新技术得到应用推广，2016 年新申请专利近百项。近 30 年来，中山医院获得 14 项国家奖、94 项上海市科技进步奖。以肝外科为例：我们在国际上首创了门静脉癌栓的多模式综合治疗技术，使肝癌晚期患者从"不可治"变成"可治"；首次提出适应我国国情的肝癌肝移植适应证标准"上海复旦标准"，使超出"米兰标准"的肝癌肝移植患者术后 2 年生存率提高了 26.7%；系统揭示了肝癌转移复发"微环境"调控机制，形成了较完整的微环境调控与肿瘤复发转移相关理论，明确了机体抗肿瘤反应的核心环节；我们还在肝癌患者血浆中筛选到了由 7 个微小核糖核酸组成的早期肝癌诊断分子标记物，只要抽取 1 毫升血液，经过 7 种微小核糖核酸组成的诊断模型分析，就能检出直径小于 2 厘米的肝癌，诊断准确率接近 90%。目前，这个诊断试剂盒已通过 CFDA 受理论证，完成了临床补充试验，相信很快便可获批推广应用。同时，我们也在着手研究一项 CTC 捕获仪器，可以在外周血中检测循环肿瘤细胞，以了解肿瘤是否容易复发。这一研究将有望突破肝癌易复发的诊治瓶颈，相关仪器和试剂获注册批准后，很快就可以应用于临床。

中山医院每年评选"临床新技术应用推广奖"，在全院评选出手术类、非手术类、医技类等几十个项目。我们也整合资源，2015 年成立的中山医院临床医学研究院是一个动态、多学科和高效运行的科研平台，下辖 19 个研究中心与研究所、4 个重点实验室和 2 个工程中心，充分发挥我们医院临床医疗和学科在国内外的领先地位和影响力，整合跨学科、跨领域的临床科学研究和资源，加速研究成果的临床转化。同时，我们也推进不同学科、领域，甚至医院间的科研合作，创建以临床医院为主体的新型科研管理模式。而促使我们积极投身创新研究的动力，就是为了延长患者的生命，提高他们的生活质量。

　　我们所有医生都应当感激患者，因为我们取得的成就、我们创新的技术，其实都来源于患者，都包含着他们的伤痛与血泪。正因如此，我们更不能仅限于"治好病"，而应当追根溯源，探究疾病形成的原因，从源头上制止疾病发生，这样才能真正减少患者的病痛。

# "换位体验"，营造和谐医患关系

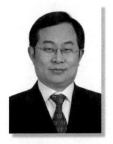

> 朱同玉 > 上海市公共卫生临床中心主任，复旦大学附属中山医院副院长、泌尿外科教授、主任医师、博士生导师，上海市器官移植重点实验室主任，中华医学会器官移植学分会委员兼肾移植学组副组长，上海市医学会器官移植专科分会候任主任委员。

现在医患关系比较紧张。医生和病人，本应是同一战壕的战友，疾病是他们共同的敌人，如今为何演变了彼此提防，甚至针锋相对的关系？笔者认为，医患之间缺乏了解、沟通、理解和信任，是引发医患矛盾的根源所在。

我们曾在复旦大学附属中山医院青浦分院开展了一次"医患角色互换体验，构建和谐医患关系"活动，病人跟着医生走进病房、门诊，近距离感受医生的工作状态；医生们脱下白大衣，从挂号、排队候诊开始，体验一回当病人的感觉。整个活动持续了一个多月，不仅受到了体验者们的热烈追捧，还引发了医患双方对自身言行的深刻反思。更为重要的是，本次活动所释放出的医患和谐的"正能量",让我们对如何构建和谐医患关系有了新的理解和认识。

参与体验的病人告诉我,他们以前并不了解医生的工作强度有多大,体验以后才知道,原来医生们每天早上七点就到医院,晚上要很晚才能回家,加班是家常便饭,每周还要值几次夜班,每天的工作时间远远超过 8 小时,十分辛苦;他们以前常常抱怨病房里看不到医生,直到现在才明白,原来医生们不仅要查房,还要看门诊、写病历、做手术、会诊、参加业务学习,从早到晚,忙得不可开交;他们以前对部分门诊医生很有意见,觉得他们三言两语就把病人给"打发"了,实在太不负责任,直到现在才明白,原来医生看病"速度快"是有原因的,一是他们已经对病人的病情和诊治方案了然于胸,二是为了节省时间,让更多病人能看上病。

参与体验的医务人员告诉我,他们以前不太关注病人的就医难问题,体验了以后才发现,病人看一次病确实不容易,挂号要排队、候诊要排队、付费要排队、检查要排队,取药还要排队,不说别的,光排队就已让人筋疲力尽;他们以前不太关心病人的心理状态,认为只要把他们的病治好,就可以了,现在才意识到,病人们排了几个小时的队,好不容易走进诊室,如果话还没说上几句,医生就已经匆匆把处方开好,甚至急着叫"下一位"时,心里是什么滋味;他们以前总嫌病人问题太多,其实站在病人的角度想想,不具备太多医学知识的他们想多了解一些疾病的来龙去脉,实在是"人之常情"。

近年来,"换位思考"这个"热词"在众多领域备受推崇,包括医疗领域。然而遗憾的是,人们总是习惯站在自己的角度去思考问题,真正能做到换位思考的,并不多。很多时候,"换位思考"仅是一句口号,或者说是一个美好的愿望。"换位体验"的成功之处在于,它为双方提供了一

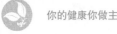 

个体验对方生活的机会，有了"感同身受"的体验以后，人往往会更自然而然地站在对方的角度去思考问题，懂得如何去理解和宽容对方。

如今，一种互谅、互让、互信的和谐之风正在医院慢慢形成。病人更理解、信任和敬重医生了，医务人员也意识到了沟通与人文关怀的重要性，更愿意从病人的利益出发，站在病人的角度考虑问题了。我们完全有理由相信，只要病人、医务人员和医院"三方合力"，遇事多沟通，多体谅，多换位思考，医患关系必将走出低谷，迎来久违的春天。

# 84

# 医患之间要多点互动

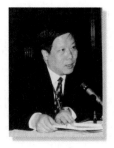

> 高解春 > 复旦大学医院管理研究所所长，教授、博士生导师，曾任上海医科大学附属儿科医院副院长、复旦大学附属眼耳鼻喉科医院院长等职。

谈及诊治过程中的医患关系，人们脑海里往往浮现出的是医生至高无上的知识权威和道德权威，以及与此相对应的只有被动服从和积极配合的患者。但三十余年医生生涯中的点滴和有关医患关系的反思，使我对此有了一些新的感悟。

二十年前，我诊治一个病理活检确诊为阴道横纹肌肉瘤的 4 岁女孩时，按照当时的治疗常规，应该对她进行全子宫加阴道切除手术，以牺牲生育能力的代价来避免因恶性肿瘤复发或转移可能导致的生命威胁。当我向那位早以泣不成声的母亲解释手术方案时，纤弱的她颤抖却坚定地说："医生，求求你，就作肿瘤切除术，保留子宫和阴道。我希望我的女儿今后具有生育能力，并愿意承受一切可能的结果。"

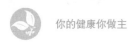

于是就有了我医生生涯中第一个恶性肿瘤保全脏器的手术，也是我以后申报"小儿恶性肿瘤术前化疗和脏器保存"科研成果的第一个成功病例。

多年前，震撼世界的伊朗连体姐妹拉丹和拉蕾"姐妹花凋落"的事件给了我们更多的思考：一对头颅连体姐妹，在无奈而默契地共同生活了 20 年以后，为了追求自己的幸福和自由，当医生告知成功率只有 5% 并一再劝阻不要手术时，还是毅然决定手术，并在手术前留下遗书，无悔地走向自由，最终留下了"凝固的微笑"。人们对姐妹花追求自由幸福、不惜生命冒险的行为给予了充分的理解，并对尊重患者意愿、承担巨大压力的华裔主刀医师频频致谢。

按照西方有关理论，医患关系分类为主动被动型、指导合作型和共同参与型。曾被称作"父权主义"的医生永远处于主动地位、患者不能发表自己意见也不能对医生责任有所监督的"主动被动型"已成为一种历史上的医患关系模式；现代医学中，医生处于主导地位，患者则需要提供信息、提出自己要求并密切配合医师治疗，这种"指导合作型"为主要潮流。有关专家预言：未来的医患关系，应该是医患具有近似同等权利、共同参与医疗决定和医疗实施的"共同参与型"。

我想，现代医学的发展，使许多疾病的治疗有了更多的选择与更多的方法。尽管各种治疗方法各有利弊和风险所在，尽管各个医师会有自己的判断和学术倾向，尽管我们的患者受知识和教育程度的局限而未必都能理解，但生命毕竟属于患者自己。我们能否给他们更多的解释和选择？当然，这必须是建立在医患双方都对对方的认知判断能力和风险责任承担能力充分信赖的基础上。

交响乐一直是一个艺术家激情演奏、观众安静聆听的传统艺术。那一年,《拉茨基进行曲》和着观众的掌声响起,至今已成为每个交响音乐会艺术家和观众激情互动、进入高潮的经典。我们的医患关系能否多点互动,共同演奏出人类生命健康的和谐乐章?

# 85

# 小病进社区，大病进大医院

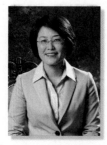

> 郑锦 > 上海市卫生和计划生育委员
会党委副书记，研究员，曾任上海中医
药大学附属龙华医院院长。

现在"看病难"这个词语出现频率很高，那么是不是看病就一定很难呢？我觉得对于这个问题应该理性地看待和分析。

从某种程度上讲，现在看病并不算难。所有的医院，包括大型的三甲医院，病人都可以直接去就诊看病。但是，现在病人对看病的时间要求很高，而且要求必须看某个名专家，这样就造成了看病难。

实际上，现在很多医院都"超负荷运转"。以龙华医院为例。门诊设计的接待人数为 4 000 人次 / 天，但现在实际的门诊量远远超过了这一数字，达到 7 000~8 000 人次 / 天。这种情况下，即使医院的设施再好，也会感觉人多、拥挤、"看病难"。

那么如何解决这一问题呢？作为医院，要想办法增加诊疗的时间和空间。时间方面，主要是增加门诊时间，比如安排专家双休日门诊。空间方面，就是增加诊室，但这也是有限度的。

上海中医药大学附属龙华医院从 2000 年开始实施专家门诊预约制度。病人凭医保卡或医院磁卡实名制免费预约，在预约专窗打印专家门诊预约单，预约号即就诊序号，病人按预约序号分时段就诊。这种制度实施后，原来经常在门诊贩卖专家号的"黄牛"没有了用武之地，病人和家属也不用再为挂号而彻夜排队了。而且，病人也能心里有底，知道自己需要在哪天就诊，可以合理安排好个人的诊疗。

那么作为病人应该怎么办呢？如果患的是常见病、普通的慢性病，可以直接到社区医院就诊；病情复杂、有合并症等情况下，再到大医院就诊。事实上，目前需要建立逐级专家诊治的制度，"小病进社区，大病进大医院"，并进一步提高社区的医疗服务水平。

到医院就诊时，其实也有多种选择。如果看不到专家门诊，可以到普通门诊。普通门诊安排的也都是高年资的主治、副高等级别的医师，他们的业务水平同样非常值得信赖。如果看不到名专家，不妨找其同一科室的其他专家看，因为他们都属于同一个团队。比如，在我们医院建立的名中医工作室，病人不仅可以选择工作室带头人名老中医，也可选择工作室里的其他医生就诊。

据我们医院的统计，目前年门诊量远远超过了 10 年前。为什么会有这么多人来看病？首先，现在人们重视健康，而且上海的医院医疗水平相对较高，吸引了不少的外地病人前来就诊。但是另一方面，由于老龄化、不良生活方式、心理压力等多种因素，各种疾病（尤其是慢性病）也确实多了起来。因此，从根本上讲，应该养成良好的生活习惯、生活方式和行为，预防疾病的发生，这大概是解决看病难的最有效的措施之一了。

# 医生要善于发现细节，患者要保持良好心态

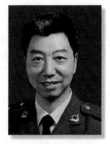

> 黄宇烽 > 南京大学医学院附属金陵医院临床检验医学研究所所长，教授，博士生导师，曾担任中华医学会男科学分会副主任委员，创办并主编《中华男科学杂志》。

作为一名男科医生，在数十年的临床实践中，回想一下自己为众多男科疾病患者解除病痛的经历，我认为医生必须医术精湛，医德高尚。毫无疑问，这两点是对一个合格医生最起码的要求。然而，在面对一些疑难疾病时，还需要用心去做，关注细节，善于发现疾病的蛛丝马迹。另一方面，面对疾病，尤其是疑难病症，患者保持良好的心态也至关重要。

男性不育是男科领域的疑难病症，病因多样。记得 10 多年前我曾遇到过这么一对不育夫妇。这对已经进入不惑之年的夫妻，结婚 20 多年未曾生下一儿半女，生一个自己的孩子成了他们最大的渴求。为了治好丈夫的不育问题，他们辗转大江南北，多方求医，然而一直不见成

效。抱着试试看的态度，这对夫妻找到了我。先前的检查已经排除了妻子的问题。丈夫唯一能查到的问题是精子活力差，但具体病因不明。在与患者的交流中，一个细节引起了我的注意：丈夫给人一种少言懒动的感觉。出于职业上的敏感，我意识到这可能是某种疾病的一个表现。甲状腺功能低下的患者往往少言懒动，也可以伴有不育，然而这种情况并不常见，所以一般不引人注意。在捕捉到这个细节后，我建议他去做相关的检查。甲状腺功能检查的结果证实了我的想法：这位丈夫的甲状腺激素水平偏低。多年诊治男性不育的经验使我意识到，这可能是这对夫妇多年不育的原因。经过半年的甲状腺素片治疗，喜讯传来，他的妻子怀孕了！

作为患者，面对一些现代医学束手无策的疾病时，善于保持一颗平常心也是一种智慧。面对一些现代医学还解决不了的难题，作为患者，不妨以一颗平常心去看待。最近，遇到这样一家人，父子 4 人，均为 Y 染色体微缺失，3 个儿子都不能生育。Y 染色体微缺失往往会导致严重的少精子甚至无精子，并且是现代医学所无法治疗的。那为何父亲能生育，而三个儿子不能生育？原来有这么一种现象，有这种 Y 染色体微缺失的患者，一部分人在年轻的时候可以生育，但随着年龄的增加，Y 染色体长臂精子生成基因发生缺失，导致少精子症逐渐加重，直至无精子，丧失生育能力。以前一些家族几代单传可能就是这个原因。这家人的 3 个儿子没那么幸运，他们的年龄都超出了他们的父亲当年生他们的年龄。除小儿子精液中还能找到几条精子外，另外两个儿子都是无精子症。由于 Y 染色体引起的这种少精子及无精子目前还无法治疗，这位父亲知道了这情况后，差点当场晕倒。我耐心地告诉他，虽然大儿子、二儿子无法生育，但小儿子还可以通过当代的高科技"单精子卵泡内注射"生育自己的子女。其实，面对这种目前医学还不能解决的问题，把心态放平和，以平常心看待反而会感到释然。没有自己的后代固然是一种遗憾，但是，在没有希望的情况下，放弃失望就是希望。面对这种情况，保持一颗平常心对患者、对其家属都是一种精神上的解脱。

# 87

# 什么时候对病人说"谢谢"

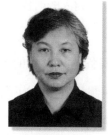

> 周东丰 > 北京大学精神卫生研究所教授、研究员、博士生导师，曾任中华医学会精神病学分会主任委员。

有的地方在医疗行业开展"诚信微笑，优质服务"活动，倡导医务人员与患者见面先问候，告别时道一声"谢谢"。此举旨在医务工作者中树立"患者是老师"的理念，而看完病后对患者说一声"谢谢"，则是医务人员"感谢患者信任"理念的表达。

"谢谢"是普通的礼貌用语，"礼多人不怪"，麻烦人了，自然应当说声谢谢。那么，医生到底要不要向病人说谢谢呢？

为病人服务是医生的职责，要尽力去做。但病人不是顾客，也不是消费者。病人和医生的关系是服务与被服务的关系，但不是商家和消费者的关系。消费者可以随自己的喜欢花钱购物，商家有义务提供正确信息并保证质量。挣顾客的钱了，理当道谢。但看病不一样。首先，看病关乎个人

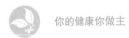 

的健康和生命，不是喜欢看或不喜欢看的事情。其次，有病求治，医生无法承诺一定治好、什么时间好。疾病有自身的规律，有的病不好治，有的还有危险，医生只能尽力而为。既然不能承诺什么，看完也用不着说"谢谢"。"谢谢"的潜台词是病人照顾了你的生意，让你挣了他的钱，这还是把看病当成消费了。如果换成商家常用语，就成了"欢迎再次光顾"了。这岂不造成误解？

医生不说"谢谢"，患者应该能理解，换位想想就可以了。我自己做过病人，感觉看病难，花钱也不少。但因为做过医生，当病人的时候就能理解医生的难处，就一点都不抱怨医生了。

我每周看一天门诊，大约要看 30 多个病人。在我们这里算少的了。为了让辛辛苦苦挂了号的病人看病时比较满意，必须限制号数。但为了让一些复查又不方便排队挂号的人也能看上病，不得不照顾一下，"网开一面"加几个号。但知道有可能加号的人，在我一进诊室后就挤满了房间，有时甚至把当医生的我挤出去。为此，我不得不在尽可能多看和保证质量上找一个平衡点，适当加几个号就不再加了。一些病人肯定认为我是一碗水不平端。但时间又不允许我多作解释。另外，由于看病的人多，不得不在有限的时间里尽快地给病人看病，于是，可能病人还没问够，我就不得不请进下一位。在这种情况下，说"谢谢"实在难以开口。

什么时候对病人说过谢谢呢？当了几十年医生，几乎没对病人说过，因为有求于病人的时候很少。当然，在病人是真正帮了忙的时候，还是要衷心感谢他们的。比如，有时候为了请排号在前的病人让一下老年病人或病情比较重的病人，对方答应了，我一定要致谢，因为他的确帮了忙。有个病人每次看病都留下一份报纸，他看完了，让我"资源共享"，我也必定致谢。

# 88

# "看病"为何这么贵

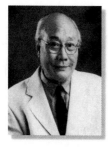

> 张应天 > 知名外科学专家，曾担任江汉大学附属医院（武汉市第六医院）院长、名誉院长。

又一形式的"看病难"已成为我国社会的一个热点问题。难在何处？主要是在"贵"。医药费用价格上涨远远超过一般物价，使低收入的城市人群叫苦不迭，本来尚算小康之家，可因治病而负债累累；农村边远地区缺医少药又加药价贵，当重病之际，即使已温饱，也可立即陷于困境。

如今，大部分医院和医疗保健机构，虽仍是全民所有制事业单位，但实际上早已实行企业化管理。也正因为这种事业单位企业化管理的模式，这类医院才有巨大发展，高楼林立，各种昂贵医疗设备纷纷购置，其数量远远超过客观需要。医院之间也开始出现商业化竞争。此外，医院的成绩也是以年收入或营业额来评定，由此出现药费猛涨，不必要检查大量增加，不必要用药大量使用，处方有回扣，各种昂贵检查如CT和核磁共振成像，医院也给予鼓励甚至回扣。但以上这些，仅仅是造成"看病贵"的原因之一。

医疗保险在一定程度上解决了"看病贵"问题。但由于医保收不抵支，亏空日益巨大，已经到了不可能还债给医院的地步。因此，医院解决欠款的办法，最终也是将其转嫁至病人身上。

再从医疗方面看，"看病贵"的主要原因是由于没有诊治规范。国外有医疗保险的病人出院后，医疗费用由保险公司支付，但必先审核病人是否需要住院，各种诊治是否符合政府公布的各专业核定的诊治规范，凡无依据、无证据的诊治措施是不能支付保险费用的。各种疾病的诊治规范每年修订，并在网上公布。例如不需要且无适应证的剖宫产，保险公司将拒付费用；而在我国城市中，剖宫产占分娩孕妇比例高达70%，已经到了完全无序状态。又如进口全髋关节假体，其价格十倍于国产，手术者也有高额回扣。其实，有些药品和手术器械，国产质量已达要求，但为了医院和个人利益，不少医院仍使用进口药和进口器械，完全无视医药费用上涨致使部分老百姓无法支付的情况。还有，不少进口药品和器械，虽然价格高但价值却低。以手术中修补腹股沟疝用网片假体为例，价格高达两千余元，实际上就是聚丙烯压塑网片。国内各医院施行腹股沟疝手术方法也大多受进口器械商人的引导，应用价格昂贵的充填式手术方法。我们应用加拿大修补法，可以避免使用昂贵的进口网片，或将进口大张网片剪裁，供15~18人使用，则使网片假体价格下降为原来的十分之一。

此外，很多医师看病时不详细询问病史，不做体检，以致各种检查化验单开出一大堆。不少药品售价高，是因为厂家大大提高了营销费用，挪出钱来大做广告。诸如此类，均导致了"看病贵"。

且"看病贵"原因很多，要遏制这种"贵"，有许多事情要做，需要踏踏实实地去做。

# 89

# 患者也需换位思考

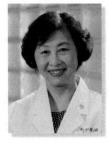

> 高鑫 > 复旦大学附属中山医院内分泌科教授、博士生导师，复旦大学代谢疾病研究所所长，中华医学会内分泌学分会常委，中国医师协会内分泌代谢医师分会副会长。

随着生活水平的提高，公众健康意识越来越强，对医疗效果的期望值也越来越高，"医患关系"的矛盾显得非常突出。各级医院为了缓解医患关系，经常教育医务工作者，要不断改善服务态度，要求医务人员换位思考，设身处地为患者着想。既然是"医患关系"，就是医患双方的事，如果患者也能换位思考，通过医患的共同努力，正确处理好这种关系，对提高医疗质量有着很重要的影响。

这里，我主要谈谈患者在就诊时应持有的正确态度。

1. 首先要信任医护人员 患者希望看好病的心情与医生想把病看好的心情是一样的。没有不想把病看好的医生，医生也是从成功地诊治疾病的过程获得成就感，以不断体验自己的人生价值。因此，患者首先要相信医

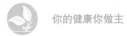
护人员会尽最大努力来治自己的病。千万不要被社会上的一些极端的例子或是戏剧小品的情节影响。患者可以想象一下，医生与你有着同样的情感，同样需要信任、鼓励与尊重。患者一道信任的目光、一句诚恳的语言，常常达到最佳的沟通效果，更会鼓励医务人员发挥最佳的医疗水平。

2. 遵从医嘱　在治疗过程中，一方面要求医生精心治疗，另一方面要求患者遵从医嘱，不要带着自己的主观愿望就医。有的患者仅仅为配某药而来，但并不知道最近这些药物的疗效如何、是否出现了不良反应……医生可能会建议做必要的检查，或是调整治疗方案，需要患者的积极配合以达到更好的疗效。如果对医嘱随意更改，如自行将药物减量、加量，随意停药等，轻则影响疗效，重则有生命危险。

3. 遵守院规　为了维护公共场所的正常秩序，为患者营造更佳的就医环境，医院都会制定一些相应的规章制度。其基本要求包括不随地吐痰、不吸烟、不大声喧哗等，这也是公众所应具有的文明行为。为了保护个人的隐私，当一位患者就诊时，其他患者应在诊室外等候，不要拥在同一诊室内。这样既能保护个人隐私，也为医生营造了一个安静的工作环境，为医生更好地提供医疗服务创造了有利条件。试想一下，你就诊时，假如别的患者也都拥在你和医生周围，你会怎么想？

# 90

# 多些同情，多点理解

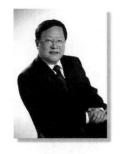

> 刘锦纷 > 上海市小儿先天性心脏病研究所所长，曾任新华医院副院长、上海儿童医学中心院长，小儿先天性心脏病外科专家。

记得在新华医院工作期间，有个病人术后插管，不料管子滑出。情急之下，我马上对他进行了口对口的人工呼吸。事后，才知道那位病人是甲肝阳性。很多人都问过我：当时真的有没有考虑过这么做潜在的风险？说实话，真的没有考虑过。因为当时病人情势危急，哪还有时间考虑那么多啊！看见病人的脸色已发紫，出于医生的本能反应，哪还管他是不是甲肝阳性呢！我想大多数有责任心和同情心的医生都会像我这么做的。实际上，同情心和责任心更多应该表现在平时与病人的交往上。比如，作为手术大夫，走下手术台，再累也应该亲自向病人的家属解释手术情况。

当然，要做一名名副其实的好医生，除了同情心和责任心，还要有精湛的技术作为救死扶伤的保障。因此，无论工作多么繁忙，无论在什么行

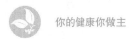 

政岗位，作为医生，都不能放弃自己的专业和技术。要坚持学习，不断提高自己的理论和技术水平。

另一方面，作为病人和家属，也要理解医生的难处，要理解医学本身固有的风险。有时医生虽已竭尽全力，但是总有诸多因素导致人力无法挽回的悲剧发生。不管手术结果如何，如果理智的家长能给予医生最真切的理解和最真心的感谢，医生也会以感恩的心和实际行动回赠患方的信任。

曾有一对来自海南的夫妇慕名找到我们医院为孩子做手术。当时，孩子已经在海南当地经历了一次心脏手术，但是情况并不乐观。这次来到上海，家长恳求我在手术中对孩子的心脏做一些整形修复，而不希望换掉瓣膜。我告诉家属我会竭力满足他们的要求。然而，手术中，却发现孩子心脏的结构已经发生了严重的变化，情况十分复杂。于是，不得不在征得家长同意的同时，制定周全的方案实施换瓣膜手术。但是，由于耽误了治疗的最佳时机，手术没有成功。对此，作为医生我感觉心中无比沉重。然而，悲痛欲绝的家长并没有因此迁怒于人，反而真心感谢我为此付出的努力。当时，我的心情很复杂，但的的确确为家长的理解而非常感动。

我想，同情和理解都是相互的。对于医患关系，争论和抱怨也许不是解决问题的最佳办法，倒不如从一点一滴做起。医生在日常与病人接触过程中，多一点同情；反过来，病人也对医生多一些理解。这样，或许就会形成良性循环，让医患关系更为融洽。

# 91

# 从医者要德才兼备

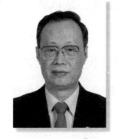

> 王玉琦 > 复旦大学附属中山医院血管外科教授，博士研究生导师，曾任复旦大学附属中山医院院长。

2004 年底，是我国外科学界元老、《大众医学》杂志创始人、中国科学院院士裘法祖教授从医 65 周年和 90 华诞。当时，"国际肝胆胰协会中国分会第一届学术研讨会"正好在华中科技大学同济医学院附属同济医院举行，大会组织者想利用其间的一个晚上为裘老开个"party（聚会）"。虽然裘老一再谢绝，但在吴阶平教授和裘老学生们的一再劝说下，老人最后还是欣然到会。

我不是一个文学爱好者，从未写过诗，但是在那个充满真诚的动人场合，我觉得用平常的话语已无法抒发我的胸臆。于是，我把大白话组成了长短句——就算是我献给裘老的诗吧，以表达我的敬仰之情。

我第一次看到"裘法祖"这个名字，是 20 世纪 60 年代读教科书时。

裘老是一位临床医学家，但是他在医学教育上花了一大半精力。几十年来，他的著作教育了我们一代又一代。我们这些做医生的，尤其是外科医生，有谁没读过他编写的书？裘老的人格魅力更是无穷。对国家、对民族，对同事、对病人，他都是充满责任和爱心。究竟该怎么做医生？我非常赞成裘老所教导的：做医生，首先是做人。

病人心目中的好医生必定是德才兼备，以德为先。眼下，提"红与专"好像过时了，实际上这个"红"就是"德"，是非常重要的，并且要赋予它新的内容。一个医生合格不合格，首先要看工作态度如何，是认真负责还是敷衍了事。这一点非常重要。记得我初当医生时犯过一次错误，病人是一位手指受伤需要缝合的青年人。我给他先注射麻药，但病人仍然喊痛，仔细一看，原来，我将注射用水当成麻药了。当然，我可以找出不少理由替自己辩解，但最根本的还是工作态度不认真仔细。从此以后，"认真"两字总在敲打着我。做医生，一定要认真负责，要粗中有细。其次，要看对病人是否尊重，是否有正义感。第三，要有才学，这首先体现在有没有扎实的基本功。工作态度认真、尊重病人和扎实的基本功，是我们做医生的立命之本。现在喜欢提"创新"，假如没有扎实的基础知识和基本技能，没有严格的专业训练和科学思维的培养，实现可持续的、规模性的创新是不可能的。因此，我们丝毫不能放松基础知识、基本理论和基本能力的培养，必须打下坚实的知识基础。当然，打基础并不意味着只是接受性地学习，应当将其变成主动发现和探求知识的过程。

裘老多年前说："快到二十一世纪了，我不能像你们年轻人那样跨过去，但是我爬也要爬过去！"而事实上，裘老是"飞跃"到了新世纪。是什么让他老人家永葆青春？是与时俱进，是不断学习，是永远进取！

我们做医生的，要做裘老那样的有德有才之人！

# 92

# 树立和谐医疗观

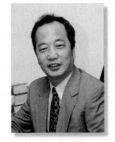

> 陈安民 > 华中科技大学同济医学院附属同济医院原院长，骨科教授、博士生导师、主任医师。

《左传·襄》云："八年之中，九合诸侯，如乐之和，无所不谐。"自古，人民就追求社会和谐，而和谐社会需要和谐医疗。

近年来，医患之间缺乏信任，关系紧张。一方面，患者及其家属，或期望过高，认为医护人员无所不能，凡疾病皆能治好，也必须治好；或先入为主，无论医护人员做出何种努力、采取何种措施、花费多少心血，一旦效果不佳，正常的医疗行为与高尚的医疗动机，就有可能被全盘否定。另一方面，一些医疗机构文化底蕴与传统根基较浅，无法对患者及其家属形成亲和力、说服力，致使医患双方沟通不畅，纠纷增多。

造成"医患不和谐"的原因众多，错综复杂，但从历史与文化传统的角度来看，医患双方和谐医疗观念淡化，也是一个不容忽视的原因。医疗

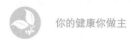

和谐是社会和谐的重要组成部分，它要求医患双方共同维护社会和谐大局，在双方利益上相互照顾，"以它平它，和而不同"；在疾病诊治上相互配合，"和衷共济，肝胆相照"；在社会关系上相互融洽，"琴瑟和鸣，与子共谐"。医护人员要牢记"健康所系，性命相托"的誓言，全心全意为患者服务，依法行医，廉洁行医；患者要理解医疗工作的高风险和高压力，理解治疗结果存在一定不可预知性，遵循医学规律，尊重医护人员……这样，双方才能和谐沟通，良性互动，才能"除机体之病痛，助健康之完美"。

树立和谐医疗观，医疗系统的主导是关键。明代著名医学家陈实功指出，好医生必须有五戒：一戒重富嫌贫；二戒行为不端；三戒图财贪利；四戒玩忽职守；五戒轻浮虚伪。祖国医德传统要求行医者具备：济世救人、普同一等、仁爱为怀的事业准则；淡泊名利、廉洁正直、坐怀不乱的医德品质；精勤不倦、荟萃众长、不耻下问的治学态度；稳重端庄、温雅宽和的仪表风度；谦和谨慎、无自妄尊、互相砥砺的同道关系。"五戒"强调医护人员的个人修养与严格自律；医德传统，要求医护人员既要从宏观上解决个人操守问题，又要从细节上注意如何为患者治病，如何与患者相处，如何与同道相互促进，如何抵制来自外界的诱惑与侵蚀。这是预防医疗纠纷、构建和谐医疗环境的核心内容与主导因素，是人民群众与社会各界的热切期盼。"良医者，常治无病之病，故无病；圣人者，常治无患之患，故无患。"

简言之，构建和谐医疗环境、培育和谐医患关系，患者及其家属需要理解医生，尊重科学；医疗系统则要转变医疗服务模式，从单纯治病转变到对患者进行全面的人文关怀。唯有如此，医患之间才能拉近距离，密切关系，和谐共处。

# 93

# 患委会，开辟医患沟通新模式

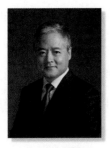

> 段涛 > 上海市第一妇婴保健院主任医师、教授，上海市产前诊断中心主任，中华医学会围产医学分会前任主任委员，上海市医学会妇产科学分会主任委员。

　　上海市第一妇婴保健院是一家每天门急诊人数超过 5 200、年平均分娩数为 15 000 例左右的三级甲等妇产科专科医院。如何提高服务质量，增进医患沟通，提升患者满意度，一直是我们医院管理者（本文写于作者担任上海市第一妇婴保健院院长期间——编者）不断思考的问题。

　　一般来说，做医生的，自己看病的经历比较少，即使看病也会打电话找同学、找熟人。在不多的就医经历中，我曾经带女儿去一家儿童医院就诊，当时感觉很糟糕，差点打电话给那家医院的院长求助，但后来还是忍住了。那次经历后，我对我们医院的员工发出了倡议，建议大家"每年做一次病人"，到医院去看病时不要找同学、找熟人，体验普通患者的就医感受，从而能换位思考，在工作中为患者提供更好的服务。结果大家经历

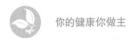 

后都有很多感慨，但因为体验人数有限，而且每年只有一次，所以没有从根本上解决问题。

现在，几年过去了，我一直在想，有没有更好的办法、更好的机制来解决这个问题？女儿上小学后，学校成立了"家长委员会"，但流于形式，"家委会"几乎是单方面地看老师脸色、听老师意见，而不是听取学生和家长的意见和建议，没有起到改善家校沟通、为学生健康发展服务的作用。从"家委会"，我想到了"患委会"，医院是不是可以成立由患者代表组成的患者委员会，从而真正起到增进医患沟通、提高医院服务和管理水平的作用？

由此，我提出了关于患委会的几个设想。一是与医院的关系：相互独立、相互合作、相互依赖；二是原则：由患者组成、由患者管理、代表患者利益；三是工作口号：向医院提出理性、建设性、批判性意见和建议。

但是，这种想法能否实现？一开始，我们是有不少担心的。不过，从患者代表招募、现场竞选、网络投票等一系列环节，到患者委员会成员独立制定章程和道德规范，再到 2014 年 8 月 1 日患者委员会正式成立，整个过程都非常顺利，可以形象地称之为"顺产"。这大大出乎了我们的意料，完全打消了我们的担心和顾虑。

首批患委会的 13 名成员都是女性，她们都曾是我们医院的患者，"卧底"过医院，因此她们对院内医疗过程中存在的各种问题都有着自己的认识和了解。值得关注的是，13 名成员的学历均在本科以上，来自法律、媒体、卫生、教育、管理等不同行业，其中，除了一名超过 60 岁，其余成员的平均年龄只有 35 岁。虽然年轻，但她们充满了智慧，对公益事业充满了热情，在竞选、制定章程、相互合作等过程中所表现出来的职业素养、文化素养，令我们赞叹。

　　患委会成立以来，正致力于搭建患者与医院沟通的多渠道平台，如：调查研究、面对面咨询、微博和微信平台的开通及维护等，聆听患者的声音，对事关患者切身利益的问题提出意见和建议，督促医院不断完善服务流程、提高医疗服务质量，促进医院更好地服务于患者。

　　给我们"挑刺"的同时，我也希望患委会可以帮我们挖掘工作中的"亮点"，给我们输送"正能量"。我相信，患委会的成立，将会开辟医患沟通新模式，推动实现良性、和谐的医患关系。

# 94

# 追问医学的目的

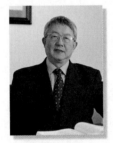

> 范关荣 > 上海医药卫生行风建设促进会长，曾担任上海交通大学医学院附属仁济医院院长等职。

"看病贵"，是一个世界性难题。虽说引起"看病贵"的原因非常复杂，但我以为，其中一个很重要的原因，就是人们包括医方、患方乃至整个社会，对医学目的的传统认识存在偏颇。

医学的目的究竟是什么？大多数人的回答是"治好疾病，避免死亡"。也就是说，医学应成为疾病、死亡的敌人，是战胜疾病、阻止死亡的利剑。这就不难理解临床上为什么会出现"尽一切可能，用高端的手段，不计代价地延长生命"的现象，从而极大地浪费了医疗资源，患者本人的生命质量也无从谈起。

但事实又如何呢？我们应理智地认识到，临床上有很多病是治愈不了的，比如人们议论较多的有关老年患者的恶性肿瘤问题。过去，人们的寿命普遍较短，在还没有发生肿瘤之前就被其他疾病如传染病（肺结核、疟疾等）夺去了生命。现在，人的寿命大大延长了，"六十、七十小弟弟，八十、九十不稀奇……"但随着寿命的延长，其自身的免疫力自然比不上年轻的时候，各个器官出现衰退也在情理之中，于是乎，各种各样的肿瘤"冒了出来"。面对这种情况怎么办？是不计代价，手术根治、放疗、化疗一起上呢，还是做一些支持疗法，给予更多的关怀与照料，让老人安详地"带瘤生存"？假如按传统的医学目的，无疑是追求前者，即不计成本地采用各种治疗手段来"消灭"肿瘤。再拿常见病"中风"（卒中）来说，一旦发生，药物治疗的效果就很差了。为了提高患者的生存质量，医学的目的不再应是针对疾病，而要转变为关注如何照料、如何护理以及如何康复训练等方面。

我之所以举这两个例子，主要是想阐明一个观点：对一些难以治愈的疾病，医学目的的重点要转移到"照料""关怀"上，包括对患者心理上的安慰。正如一位著名医师在谈到医生职责时所说的一句名言："有时，去治愈；常常，去帮助；总是，去安慰。"

那么，医学的目的究竟是什么？当今医学家们提出的新观念包括如下四个方面：一是预防疾病、预防损伤，促进和维护健康；二是解除疾病带来的痛苦；三是照料与呵护患者；四是避免早死，追求安详的死亡。我认为这一提法很有道理，应该加以宣传。

# 95

# 感悟"小病求生，大病求死"

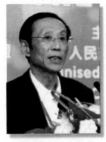

> 胡锦华 > 健康教育专家，曾任上海市健康教育所所长，中国健康教育协会副会长，世界卫生组织上海健康教育与健康促进合作中心主任。

有一次与朋友闲聊，谈天说地，他告诉我，弘一法师（李叔同）说过一句话："小病求生，大病求死。"

我初听之，颇有愕然之感。求生避死，是人之本性，何以弘一法师"求死"？弘一法师是上世纪初的著名学者、艺术家，原名李叔同，晚年皈依佛门。或许，这是弘一法师在参悟了人生、人性之后使然，非一般人所能达到。

后来看了范关荣教授《追问医学的目的》一文，使我对医学的认识又深了一步。他说"医学的目的"有四个：一是无病防病，增进健康；二是解除病痛；三是照料病人；四是追求安详死亡。看来，范教授的看法与目前流行的"不惜一切代价延长生命"的观点有明显差异。

从这个角度看，百年前弘一法师之话可谓没错。"小病"也，是指可治之病；"大病"是指绝症，或是导致生命质量十分低下的疾病，极端地说，如植物人。弘一法师认为，与其痛苦地活着，不如早早地死去。著名化学家邹承鲁患了淋巴癌，压迫了气管，医生与他商量，是否切开气管延长生命，他拒绝了，"别再折磨我了"，这是他的回答。人民军医华益慰平生给病人做了上千例手术，最后自己因胃癌晚期被做了多次手术，身上插了多处管子，想到过去只给病人开刀，不知病人的感觉，现在自己成了病人，才真切感受到肉体的痛苦和病痛的折磨，体会到"生不如死"的道理。

美国对医学资源的趋向曾经有过一个统计，结果发现一半以上的费用，仅用于延长病人半年的寿命。在我国，医疗资源趋向恐怕是"异曲同工"。不是这样吗？不少晚期肿瘤病人的病灶一再转移，一再开刀，最后不过徒然延长一点寿命而已。一些长期卧床、生命指征十分低下的病人，自己也不求生，却因为家属的恳求，或者是其他原因，用各种贵重药物，苟延残喘在人间。

所以，我想，凡是"绝症"，医疗的目的不是"不惜一切代价去治疗"，而是减轻其痛苦，让他安详地离开这个世界。不是"逢瘤必割""放化疗一起上"，而是按实情求治。

现在，许多人讲"看病贵"，这要具体分析。"不惜一切代价"就是"看病贵"的重要原因之一。随着医学的发展，诊疗设备与技术日趋先进，各种新药日新月异。但既然是"新"，就必然"贵"。如果一面讲要控制"看病贵"，一面又是"不惜一切代价"要治好某些病，医生对此只好苦笑而已了！

当然，这是一个理念的转变，病人、家属、医生都会有一个认识的过程。

# 96

# 顺应女性自身呵护意识的觉醒

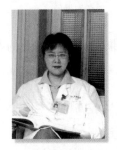

> 华克勤 > 复旦大学附属妇产科医院教授、主任医师、博士生导师，中华医学会妇产科分会常委。

在我国不少城市里，关注妇科疾病的民营医院正勃然而兴。有的说，这是妇科疾病人群越来越庞大的必然结果；有的说，这是主流医疗资源在深化改革中的分化组合趋势；还有人说，这是利益驱动的产物。这些议论虽说有些道理，但都带有片面性。

任何一家医院，从本质上讲，都是政府主导下的一种公共卫生的服务体系。所谓"政府主导"，我主要理解为两个方面，一是政策允许，二是社会需求。民营妇科医院近年来之所以如雨后春笋般地出现，更大的推动力就是新兴的社会需求。我把这种社会需求概括为：在现代生活节奏不断加快、生存竞争压力不断加大的情况下，中国女性自身呵护意识的整体觉醒。诚然，各类妇科疾病是有逐年上升的势头，但从求诊者定量分析来看，现在上升最快的，主要还是当代女性自身呵护意识觉醒后的种种需求，如青春期心理引导、优生优育、科学避孕、妇科专项体检、更年期保健等。

如何顺应这种自我呵护意识的觉醒，妇产科医院有很多事情可做。

在医学科学和医疗技术快速发展的推动下，现代医院资源必然出现两大发展趋势。一是更加依赖多学科合作和新技术手段的支持，二是更强调医学专业的各个分支的独立性。在政府主导下，这两种发展趋势又会产生两种结果。前者是做大做强主流医院的实力和品牌，打造代表国际先进水平的医疗平台。后者是加速医学专科分流，让一部分医学专科独立，去做深做细专业市场。作为我们公立专科医院，有责任、有义务将医疗的内涵质量和专科特色做强、做大、做精，能更好地为病人提供一流的医疗需求，为下一级医院提供疑难、危重病人转诊的绿色通道。

经常有人问我，上海的民营妇科医院越开越多，越来越壮大，对"红房子妇产科医院"这样的百年老医院是否形成压力？我想，同处一个市场，公立妇科医院与民营妇科医院在一定程度上肯定存在着竞争。压力当然会有，但并不是坏事，良性竞争是一种相互促进。对医院来讲，病人的口碑比什么都重要；而这种口碑的建立，需要实实在在的疗效、温暖如春的服务。像我们这样的大型专科医院，在医疗技术上的优势是显而易见的，但在就医环境、服务态度等方面还有不少需要改进的地方。

顺应女性自身呵护意识的觉醒，民营妇产科医院应运而生。作为一家公立的妇产科医院，我们理应在关爱女性方面做得更好。

# 97

# 除人类之病痛，助健康之完美

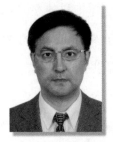

> 郭树彬 > 北京朝阳医院急诊科主任，主任医师、教授、博士研究生导师。中国科协、中华医学会医学科学传播专家团队团长，中华医学会科学普及分会候任主任委员，中国医师协会医学科普分会会长。

急诊前沿性命攸关、急诊医师能起死回生，而在医学学科内部，急诊医学却是一个经常被遗忘的角落。急诊科，也是大众望而生畏、不愿涉足、怨声载道的医院重地。

急诊科，是最不能"推诿"患者的科室。除接诊急危重症患者之外，急诊还会"被"接诊更多的多系统受累的患者和"老慢衰"的患者，所以"人满为患，席地而卧"的状况已经凸显。急诊科，将当仁不让地成为社会 - 医疗行为模式转变过程中最接地气的科室。

目前，我国各个专科系统疾病的研究进展和诊疗水平发展迅猛，心内科导管介入治疗、消化胃镜下检查与治疗等均达到了举世公认的水平。但是，对一个急性上消化道出血并发急性心肌梗死的患者，专科"高大上"

的诊疗手段捉襟见肘，专科医疗思维的"潜意识"中会觉得"做不了我科的特殊治疗，与我无关"。医学发展至今，整体医学观念再次受到重视，而这种整体医学观始终没有被遗忘的学科就是急诊医学。"急诊科就是一个高级分诊台""急诊专业最没有专业性"等观点已经逐步被世人所否定。急诊科尤其是三级医院急诊科，随着自我认识的升华和不断发展进步，将逐步成为急危重症患者救治的首要平台。

急诊医师，是百炼成钢的"特种兵"。他必须需具备很强的鉴别诊断能力，在最短时间内采用最少检查手段得出结论，实现对患者的评估并对症处理。同时，急诊医生还必须能在最短时间内建立医患之间的信任感，而快速建立医患之间信任感的最根本方式就是真诚沟通。医生不仅要有真诚的态度，最重要的是能让患者和家属感受到这份真诚。急诊医学中合格的急诊医师，必须是这样的：有高度的责任心和对待患者和家属的真诚之心；有扎实的医学基础、病理生理知识和过硬的临床专业技能；有健康的身心素质和良好的沟通能力。在急诊，医生就像炼钢一样，不断接受着种种压力的锻造，最终成长为心灵强大的人，变成"特种兵"——招之即来，来之能战，战无不胜。

急诊医学，是救活人最多的学科！在大医院忙碌的急诊科里，"生离死别天天上演，起死回生也时时重现"，急诊科是很多人的"再生之地"。没有哪个医学专业像急诊医师这样能直接"救人于生死，济人于危难"。从一个执业急诊医师的角度来讲，没有什么比能通过自己的努力让患者起死回生更具有成就感。

不论未来的社会环境如何转变，不论未来的急诊医学如何发展，不论急诊医学还要经历多久的磨砺，医学誓言中"除人类之病痛，助健康之完美"的初衷将永恒定位在急诊医学！

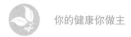
# 98

# 麻醉医生的责任与梦想

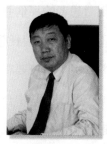

> 姚尚龙 > 华中科技大学同济医学院附属协和医院麻醉科主任、教授、博士生导师，中华医学会麻醉学分会副主任委员。

在大多数人的印象中，麻醉无非就是"打一针、睡一觉"，没什么大不了的。一旦要做手术，病人及其家属最关心的事莫过于手术安不安全、外科医生的技术高不高，而很少注意到麻醉的重要性。实际上，麻醉的好坏直接关系着手术的成败和病人的生命安全。如果说，外科手术是一门高深的技术，那么麻醉更像是一门艺术。

麻醉状态是介于生死之间的"中间态"，保证病人在手术过程中"无痛"、确保其生命体征和生理状态在手术过程中始终维持在正常范围内……于是，及时处理各种可能发生的意外情况的重任，就落在了有着"无影灯下生命保护神"之称的麻醉科医生的肩上。麻醉方案怎么定、麻醉药物怎么选、麻醉剂量怎么控制、麻醉深度如何调控，针对不同病人有着截然不同的处理方法。比如，外科医生给十几岁的儿童和 90 岁的老人开刀，手术方法相差无几，但麻醉方法、麻醉药物和剂量的选择却有着天壤之别。麻醉科医生就好比是饭店的大厨，大厨根据不同客人的"喜好"，精选各种食材，烹制出各种美味佳肴，而麻醉科医生则通过综合考虑病人的年龄、性别、体重、是否合并其他疾病等因素，确定麻醉方案，如麻醉药的种类和剂量、麻醉辅助用药、麻醉方法、术后用药等各个方面，争取以最小的生理功能干扰保证手术的顺利进行，最大限度地保障病人的生命安全。

在某些特殊状态下，麻醉的作用远比外科操作来得重要。没有麻醉科医生提供的安全保障，再优秀的外科医生也难以"笑傲江湖"。外科手术有大有小，而麻醉则没有大小之分，设备的维护、麻醉方式的选择、药物剂量的控制、急救设备的配备，在任何手术中都必须严格执行。整个手术过程中，麻醉科医生始终在病人身旁守护，他们凭借娴熟的技术、高度的责任心，以及良好的心理素质，为一个又一个病人减轻痛苦，带来安全与希望。

随着医学的不断发展，麻醉的概念亦不断拓展。如今的麻醉学已经从单纯的临床麻醉扩展到了复苏急救、重症监护、疼痛治疗等多个方面，成为一门综合性学科，麻醉科医生的工作也早已不再局限于手术室内。如今，在术后镇痛、无痛检查、围手术期间血液保护、重症监护、创伤急救等多个领域，都能看到麻醉科医生的身影。作为麻醉科医生，如何应对新时代的挑战，用对、用好麻醉技术和药物，最大限度地减轻病人的痛苦、保障病人的安全，是一门技术，更是一门艺术。

麻醉是一门高风险学科，用"如临深渊、如履薄冰"来形容麻醉科医生的工作，实不为过。作为一名从医 30 余年的麻醉科医生，我始终对麻醉医学充满敬畏之心，时刻把保护病人的生命安全视为自己的神圣职责。我有一个梦想，希望所有病人都能远离病痛，拥有健康……

# 99

# 医生相助，把健康管起来

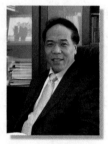

> 王杉 > 北京大学人民医院外科教授，主任医师，博士生导师。中华医学会外科学分会副主任委员，中国医师协会外科学分会会长，曾担任北京大学人民医院院长。

现在，各种保健养生方法很火，老百姓也乐此不疲。我一直认为，普通人由于没有足够的医学常识，常常会选择不恰当的保健、防病、康复等方法，出现偏差，甚至走入误区。而医生经过医学方面的专业训练，具备医学科学的头脑。因此理想的状态是，老百姓在医生指导下接受正确的保健预防观念，科学地把健康管起来。

诚然，济世救人是医生的最高境界，但帮助老百姓管理好健康，防疾病于未然，更是对医生的挑战。这就是健康管理的理念，即预防为主。事实上，这一理念在几千年前的《黄帝内经》中就被提了出来："病已成而后药之，乱已成而后治之，譬犹渴而穿井，斗而铸锥"。到了东汉时期，张仲景的《金匮要略》开篇指出："上工不治已病治未病。"到了唐代，孙思邈将这一理念发展为"上工治未病，中工治欲病，下工治已病"。

健康管理理念非常强调医生在防病保健中的作用。北京大学人民医院的创建者、中国现代医学先驱伍连德博士就提出医生要"心系国民之性命与康健"。医生有责任帮助健康、亚健康人群建立有序、健康的生活方式，降低疾病发生风险。还要提供方便、快捷、高效的医疗服务，使患者尽快康复，或降低疾病给其带来的痛苦。

在实践健康管理理念方面，北京大学人民医院做了积极的探索，一个很好的例子就是建立"医疗卫生服务共同体"：三级医院与二级和社区医院合作，共同组建居民诊疗、健康管理的网络。在这个"共同体"中，三级医院着重看疑难急重症，二级医院看常见病、多发病，社区医院提供基本的医疗服务。

首先，健康管理要求医者提供良好的医疗服务，"共同体"就体现了这一点。比如，患者可以在社区服务中心初诊，需要转诊时，北京大学人民医院专门设计了流程简便的绿色转诊通道。"共同体"里还包括一些企事业单位，这些单位的员工由于工作在身，看病多有不便。现在，他们可以在单位医务室预约，然后方便快捷地到人民医院就诊。

健康管理的更重要的方面，则是预防保健、管理慢性病。比如，社区居民平时因为大病小病，到社区医院或上级医院就诊。我们根据各级医院所拥有的资料，为每个人建立了健康信息数据库。根据这些信息，做有针对性的健康教育。例如，某个社区人员年龄偏大、骨质疏松发病率高，医院就组织专家给这个社区居民做骨质疏松预防、治疗方面的讲座，或进行相关的义诊。"共同体"中的单位员工，除了单位定期的体检资料，医院还掌握了他们历次就诊的资料，为他们建立健康档案，提供比体检报告更加全面、细致的健康提醒，如告诉他们注意哪些疾病的风险，如何做好自

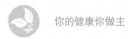

我保健，如何进行生活调理等。

在慢性病的管理方面，医院和医生的作用更加关键。比如，糖尿病除了预防之外，患病后的管理至关重要，要预防并发症、延缓疾病进展。病人平时出现血糖波动后，可去社区医院诊疗，必要时可便捷地转到北京大学人民医院治疗。人民医院还会给他们提供必要的系统检查。由于社区医生对病人的资料掌握得特别详细，我们能给病人提供全面细致的健康提醒，让他们早期发现并发症的迹象，管理好糖尿病的并发症和疾病的进展。

# 100

# 健康传播走向"精准"时代

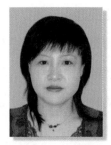

> 董晓秋 > 哈尔滨医科大学第四附属医院超声科主任、影像教研室副主任，中华医学会科普分会常委兼秘书长，中国医师协会医学科学普及分会常委。

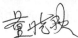

当今社会信息获取非常方便，人们可以通过报纸、电视、书籍、微信等多种渠道获得"健康教育信息"。然而，当打开电视或翻阅报纸，各种假借科普宣传，实则卖药的广告比比皆是；微信朋友圈里热传的"养生秘方"往往是错误的。想要提高大众的健康素养，并非是一朝一夕的事，需要进行规范、科学、有针对性的健康知识传播和教育，使健康教育走向专业化、精准化。

精准健康传播应针对不同年龄。婴幼儿期的健康教育主要是针对家长，包括婴幼儿的膳食卫生、营养均衡、心智开发等知识。儿童期的健康教育重点则应放在保护视力、规范坐姿、加强户外运动、养成良好生活习惯方面；少年期健康教育的核心内容应是心理疏导和两性健康教育；中老年人的健康教育重点应放在健康生活方式、慢性病防治等方面。

精准健康传播应针对不同地域。我国地域辽阔，不同地域造就了不同的饮食和生活习惯，疾病谱也有一定差异。比如，北方人高血压和肥胖的患病率远高于南方人，北方人口味重、做菜偏咸、盐摄入量高。我们在做健康教育时，就会建议北方人最好多吃粗粮、鱼，少吃精细米面和油脂过高的肉类；加强运动，坚持步行上下班；烹饪方式多选择清蒸、白灼，做菜少放盐，每人每天盐摄入量不超过 6 克。

精准健康传播应针对不同职业。不同职业人群的主要健康问题存在显著差异。以城市"白领"为例，对此类人群的健康教育是指导他们建立健康的生活方式，合理膳食，保证充足睡眠，保持乐观情绪，"管住嘴，迈开腿"。一旦出现失眠、厌食、胃痛等身体反应，应及时去医院就诊。而矿工等高危职业工作者，健康传播的重点要放在加强职业病防护方面。

精准健康传播应针对不同人群。人往往会寻找与自己有相同经历的人"组群"，彼此交流经验，如"孕妇群""糖尿病群""高血压群"等。针对"孕妇群"，应重点宣传孕期合理膳食、定期产检、预防妊娠合并症等"妊娠"相关知识。针对糖尿病人群，应重点宣传控制饮食、坚持锻炼、定期监测血糖、合理用药等知识。

总之，每个人都是独立的"个体"，健康知识的传播要让每个"个体"受益，其内容和形式要结合传播对象的年龄、地域、职业和群体"精准定位"，传播媒介要体现创新性和准确性，最大限度地提升"有效到达率"，这样才能做到有的放矢、高效精准地传播。精准健康传播要以"人人健康"作为出发点，达到使广大民众成为"自己的健康管理者"的目的。精准健康传播要以习近平总书记提出的"没有全民健康就没有全面小康"的口号为使命，使国民人人享有健康！